FANTASTISCHER SEX

Bodo Preisner

FANTASTISCHER SEX

Wie Sie Ihren Partner um den Verstand bringen

mvgminis

Bibliografische Information der Deutschen Nationalbibliothek:
Die Deutsche Nationalbibliothek verzeichnet diese Publikation in der Deutschen Nationalbibliografie; detaillierte bibliografische Daten sind im Internet über http://d-nb.de abrufbar.

Für Fragen und Anregungen:
mvgminis@mvg-verlag.de

1. Auflage 2015

Nymphenburger Straße 86
D-80636 München
Tel.: 089 651285-0
Fax: 089 652096

Redaktion: Nicole Luzar
Umschlaggestaltung: Julia Jund, München
Umschlagabbildung: iStockphoto
Stellungspiktogramme: Shutterstock
Satz: Daniel Förster, Belgern
Druck: CPI books GmbH, Leck
Printed in Germany

ISBN Print 978-3-86882-605-0
ISBN E-Book (PDF) 978-3-86415-816-2
ISBN E-Book (EPUB, Mobi) 978-3-86415-815-5

Inhalt

Schreiben Sie Ihr eigenes

Vorwort

Warum haben Sie dieses Buch gekauft? Wollen Sie beim Sex wirklich Ihren Partner um den Verstand bringen? Wie sieht's denn bei Ihnen selbst aus?

»Toll«, werden Sie vielleicht denken. Da schlägt man gerade das Vorwort auf und wird gleich mit Fragen bombardiert. Sorry. Ich möchte mit Ihnen ins Gespräch kommen, und Fragen sind dazu mein einziges Mittel. Woher soll ich denn wissen, wie für Sie fantastischer Sex aussieht? Das kann ich nicht. Das kann kein Ratgeber-Autor. Ich kenne Sie ja gar nicht.

Menschen wollen unterschiedlichen Sex. Von knallhart bis hauchzart. Mit Rollenspielen oder Sexspielzeugen. Nur mit dem festen Partner oder in fremden Zweiern, Dreiern, Vierern, Fünfern ... Mit Männern, mit Frauen, mit Männern und Frauen ... Als kuscheligen Blümchensex oder schmutzig. In allen möglichen Kombinationen und Variationen. Und je nach Tagesform und Stimmung. Menschen sind verdammt unterschiedlich. Auch beim Sex.

> **Merke**
>
> Kommen Sie bei der Lektüre mit sich selbst ins Gespräch.

Darum ist es genau genommen Quatsch, dass ich mit Ihnen ins Gespräch kommen will. Präzise formuliert wünsche ich mir, dass Sie über diesen Ratgeber mit sich selbst ins Gespräch kommen. Und danach mit Ihrem Partner, sei es nun ein fester oder immer mal ein anderer.

Zurück zum Anfang. Sie lesen dieses Buch nicht für Ihren Partner. Sie lesen es für sich. Nur geht Sex nicht allein. (Wenn wir von der Masturbation absehen.) *Sex ist gut, wenn die Partner aufeinander eingehen*. Das werden Sie in diesem Buch noch oft lesen. Bringen Sie Ihren Partner ruhig um den Verstand. Dazu finden Sie ausreichend Anregungen in diesem Ratgeber. Bringen Sie sich dabei aber vor allem selbst um den Verstand. Und lassen Sie das durch Ihren Partner tun. Auch das steht in diesem Ratgeber.

Merke

Sex ist gut, wenn die Partner aufeinander eingehen.

Ich wünsche Ihnen lustvollen Sex. Machen Sie mit. Entdecken Sie sich und Ihre Bedürfnisse. Dann werden Sie in diesem Buch Befriedigung finden – was aber noch viel wichtiger ist: Sie werden sie danach auch im Bett finden.

Schreiben Sie Ihre eigene

Einführung

Was ist Sex? Kommt drauf an, wen Sie fragen. Charles Darwin hätte gesagt: ein Mittel zur Fortpflanzung. Sigmund Freud: Sehnsucht nach Bestätigung. Und Bill Clinton? Silvio Berlusconi? Tiger Woods? Für die ist Sex wohl dazu da, um Spannungen abzubauen. Okay, dazu ist Sex *auch* da. Aber ist das alles? Sex kann noch etwas anderes sehr Schönes: *dem Verlangen Bedeutung geben.* Was bedeutet Sex für Sie? Finden Sie es heraus.

Was ist mir wichtig beim Sex?

Was ist Ihnen beim Sex wichtig? Ich kann es Ihnen nicht sagen. Aber gehen Sie die folgende Tabelle durch. Kreuzen Sie an, was auf Sie zutrifft. Sie können auch gern weitere Punkte hinzufügen. Wichtig ist: Es geht nicht unbedingt darum, was Sie derzeit beim Sex tun, sondern darum, was Sie tun wollen. (Ach ja: Man kann viel, viel mehr als einen Punkt ankreuzen.)

Das ist mir beim Sex wichtig:

- Ich will meine Lust zulassen können.
- Ich will, dass mein Partner seine Lust zulässt.
- Ich will abschalten.

- Ich will, dass mein Partner abschaltet.
- Ich will zum Orgasmus kommen.
- Ich will, dass mein Partner zum Orgasmus kommt.
- Ich will gegenseitige Rücksichtnahme.
- Ich will Schamlosigkeit.
- Ich will mit meinem Partner lachen.
- Ich will mich meinem Partner hingeben.
- Ich will meinen Partner begehren.
- Ich will, dass beide aktiv sind.
- Ich will es wild.
- Ich will Abwechslung.
- Ich will Gelassenheit.
- Ich will Lustschmerz.
- Ich will Lustschmerz bereiten.
- Ich will meine Fantasien ausleben.
- Ich will Gleichberechtigung im Bett.
- Ich will Über- und Unterordnung.
- Ich will Lockerheit.
- Ich will Vertrautheit.
- Ich will Sinnlichkeit.
- Ich will Neugier.
- Ich will Hemmungslosigkeit.
- Ich will es spielerisch.
- Ich will Ekstase.
- Ich will, dass wir uns gegenseitig kennenlernen.
- Ich will Rollenspiele.
- Ich will Spontaneität.
- Ich will Tabulosigkeit.
- Ich will Leidenschaft.
- Ich will keinen Leistungsdruck.
- Ich will experimentieren und kreativ sein.
- Ich will keine Angst haben.
- Ich will Zärtlichkeit.
- Ich will Nähe.

- Ich will Sicherheit.
- Ich will verwöhnen.
- Ich will verwöhnt werden.
- Ich will Respekt.
- Ich will Zuwendung.
- Ich will innige Verbundenheit.
- Ich will mit der Erregung spielen.
- Ich will Hygiene.
- Ich will Liebe oder Zuneigung ausdrücken.
- Ich will verführen.
- Ich will verführt werden.
- Ich will Kommunikation mit dem anderen.
- Ich will geistige Nähe.
- Ich will Romantik.
- Ich will Geborgenheit.
- Ich will eine schöne Umgebung.
- Ich will Regelmäßigkeit.
- Ich will Treue.
- Ich will Rückmeldungen.
- Ich will erotische Spannung.
- Ich will ungestört sein.
- Ich will Zeit haben.
- Ich will verrucht sein.
- Ich will Entspannung.
- Ich will begehrt werden.
- Ich will geschätzt werden.
- Ich will Vertrauen.
- Ich will sexuell verstanden werden.
- Ich will ein guter Liebhaber/eine gute Liebhaberin sein.
- Ich will Erregung gezeigt bekommen.
- Ich will erobern.
- Ich will Harmonie.
- Ich will ...
- Ich will ...

Schauen Sie sich den Katalog an. Falls Sie einen festen Partner haben, können Sie auch ihm den Fragebogen vorlegen. Der Vergleich könnte interessant werden. Achten Sie nicht nur auf das, was Sie angekreuzt haben. Was haben Sie nicht angekreuzt? Das ist ebenso wichtig.

Nehmen wir an, Sie haben nicht die Aussage »Ich will Treue.« angekreuzt. Das sagt etwas über Sie aus. Es ist nicht besser oder schlechter als bei Treue-Sex-Lesern. Aber es ist spezifisch. Genauso ist es umgekehrt. Wenn Sie meinen, erfüllender Sex gehört zu einer treuen Partnerschaft, dann werden Sie für fantastischen Sex ganz andere Tipps suchen als jemand, der gern Abwechslung bei seinen Partnern hat.

Welcher Sextyp bin ich?

Kreisen wir also Ihren Typ näher ein und bemühen uns, ein Schlagwort dafür zu finden. Natürlich gibt es kein Etikett, das Sie voll erfasst. Menschen sind komplexe Individuen, und das drückt sich gerade in der Sexualität aus. Dort zeigt sich der Einfluss von Erziehung, Freunden, Medien, Erfahrungen, Empfindlichkeiten, Werten und Wünschen.

Außerdem verändern sich Menschen. Was jedoch gleich bleibt, ist ein Grundmuster der Sexualität. Widmen Sie sich jetzt Ihrem Muster.

	So sind Sex und Erotik für mich:	Ja	Nein
1.	Ich mag Sex bei Kerzenschein.		
	Ein romantischer Film weckt in mir die Sehnsucht nach körperlicher Nähe.		
	Ich verschenke oder erhalte gern rote Rosen an meinen oder von meinem Sexualpartner.		
	Liebesbriefe oder Liebesgedichte können meine Stimmung anheizen.		
	Sex bei klassischer Musik ist für mich besonders schön.		
2.	Wenn es später Abend ist oder ich einen wichtigen Termin am nächsten Morgen habe, komme ich nur schwer in Stimmung.		
	Ein großer Strauß langstieliger Rosen oder ein gemeinsames Bad mit Champagner sind für mich rausgeworfenes Geld.		
	Liebevoll geflüsterte Komplimente machen mich eher verlegen, als dass sie mich stimulieren.		
	Es ist für mich wichtiger, gründlich geduscht zu sein und in einem sauberen Bett zu kuscheln, als mich in erotische Wäsche zu kleiden.		
	Sex ist für mich ganz normal. Er ergibt sich eben. Darüber mache ich mir nicht allzu viele Gedanken.		
3.	Es bringt mich in Stimmung, wenn mein Sexualpartner meinen Körper lobt und mich mit Komplimenten überhäuft.		
	Ich betrachte es als persönlichen Erfolg und Triumph, wenn mein Partner scharf auf mich ist.		
	Manchmal male ich mir in meiner Fantasie aus, wie ich jemanden kunstvoll verführe.		
	Ich verwende viel Zeit darauf, um attraktiv auszusehen.		

	Es steigert mein sexuelles Verlangen, wenn der andere zu mir großzügig ist oder ich zu ihm (teures Restaurant, Geschenke ...).		
4.	Ungewöhnliche Situationen stimulieren mich sexuell (WC im Flugzeug, Lift im Parkhaus).		
	Ich male mir in der Fantasie Szenen aus, bei denen sich Nervenkitzel mit Sex paart.		
	Eine herzhaft-vulgäre Sprache turnt mich beim Sex an.		
	Ich finde es spannend, mit allen Sinnen zu experimentieren (Körper mit Honig, Sahne ... zu bestreichen, erotisierendes Essen zu kochen ...).		
	Ich bin offen für alles, was die Routine unterbricht (Vibratoren, Lack und Leder, Peitschen, Dildos ...).		

Schauen Sie sich jetzt bitte an, bei welchem der vier Bereiche Sie die meisten Kreuze gemacht haben. Gut möglich, dass Ihre Kreuze auf mehrere Bereiche verteilt sind. Wo liegt der Schwerpunkt? Gibt es eine große Minderheit unter den Bereichen? Oder sind die Kreuze gar gleichmäßig verteilt? Mischformen sind üblich bei solchen Tests. Hier kommen die Reinformen – mengen Sie selbst andere Teile Ihres Sextyps bei und gewichten Sie sie.

Der romantische Sextyp

Nr. 1 ist der romantische Sextyp. Bei ihm kurbeln erst Atmosphäre und Stimmung die Lust richtig an. Kerzenschein, eine laue Sommernacht, zärtliches Liebkosen stimulieren diesen Typ auch sexuell. Nicht wilde Leidenschaft ist der wichtigste

Antrieb für Sex, sondern die Vereinigung mit einem passenden Partner. Der romantische Typ muss sich geliebt und begehrt fühlen, um sexuelle Lust zu spüren. Das gilt auch umgekehrt: Der Romantiker gibt viel Gefühl. Quickie und One-Night-Stand sind für den reinen Romantiker untypisch. Kurzformel: kein Sex ohne Liebe.

> **Merke**
>
> Romantiker: kein Sex ohne Liebe.

Der vernünftige Sextyp

Nr. 2 ist der vernünftige Sextyp. Er steuert das Meiste im Leben mit dem Kopf. Damit er sich gehen lässt und Lust auf Sex bekommt, müssen die wichtigen Pflichten erledigt sein. Er ist darauf bedacht, dass Sex mit seinem sonstigen Leben zu vereinbaren ist. Sexuelle Fantasien sind bei diesem Typ nicht ausgeprägt. Spontaneität ist nicht die größte Stärke dieses Typs. Typischerweise verwendet der Vernünftige auch sonst im Leben nicht viel Zeit auf Genuss. In Reinform ist der vernünftige Typ selten der aktive Teil in der Liebe. Kurzformel: Sex gehört zur menschlichen Natur.

> **Merke**
>
> Vernünftige: Sex gehört zur menschlichen Natur.

Der narzisstische Sextyp

Für den narzisstischen Sextyp in Nr. 3 spielt der eigene Körper eine wichtige Rolle. Er genießt seine Ausstrahlung und sein Auftreten. Dieser Typ verbringt viel Zeit damit, sein Äußeres herzurichten. Der Kick für ihn ist die positive Reaktion seiner Sexualpartner. Das spielt sich auch schon vorher in seiner Fantasie ab. »Wie erreiche ich es, dass ich begehrt werde?«, ist die entscheidende Frage. Dieser Typ ist schon bei der Verführung der aktive Teil, von dem die ersten Impulse ausgehen. Materielle Großzügigkeit in beiden Richtungen gehört zur Selbstbestätigung. Sexualpartner ähneln Trophäen bei diesem Typ. Gleichzeitig erhöhen vorzeigbare Partner seinen gefühlten Wert. Der Narzisst ist sehr empfänglich für das Begehren des anderen und seine Komplimente. Kurzformel: Begehre mich, Partner!

> **Merke**
>
> Narzissten: Begehre mich, Partner!

Der draufgängerische Sextyp

Nr. 4 ist der draufgängerische Sextyp. Bei ihm ist Sex immer wieder eine Reise ins Unbekannte. Sex spielt auch in seiner Fantasie eine große Rolle. Damit bringt er sich in Stimmung oder denkt sich Überraschungen aus. Nicht unbedingt der Liebe wegen, sondern eher wegen Spannung und Action. »Verbotener«, anrüchiger Sex turnt diesen Typus besonders an. Dazu reicht auch ein Quickie. Ganze Nächte brauchen Abwechslung. Sexspielzeuge oder vulgäre Ausdrücke beim Sex sind für den Draufgänger normal. Sehr wichtig ist, dass der Sex alle Sinne anspricht. Kurzformel: Sex ist ein Abenteuer.

> **Merke**
>
> Draufgänger: Sex ist ein Abenteuer.

Fantastischer Sex für alle?!

Und jetzt? Wenn man nur diese vier Grundtypen nimmt, dann haben wir vier verschiedene Vorstellungen davon, wie fantastischer Sex aussieht. Und jetzt legen Sie mal in Gedanken den romantischen mit dem draufgängerischen Typ ins Bett. Oder den narzisstischen mit dem vernünftigen. Das ergibt lustige Bilder und ist vielleicht auch eine Vorlage für Sketche. Es bringt uns aber vor allem zur ersten Wiederholung eines Satzes aus dem Vorwort: *Sex ist gut, wenn die Partner aufeinander eingehen.*

Nehmen wir an, ein lupenreiner Vernunfttyp trifft einen hundertprozentigen Romantiker. Das kann großartig funktionieren beim Sex. Aber nur, wenn die beiden sich aufeinander abstimmen. Wachsam sind für die Signale, die der andere aussendet. Sich gegenseitig befriedigen wollen. Aufeinander einzugehen ist das A und O. Das bringt uns zur allgemeinen Formel:

> Gehen Sie auf Ihren Partner ein. Seien Sie wachsam für seine Signale. Befriedigen Sie sich gegenseitig. Dann können Sie Ihrem Partner den Verstand rauben. Das ist die Grundlage für fantastischen Sex.

Ansonsten basiert fantastischer Sex auf Leidenschaft und Know-how. Die Leidenschaft müssen Sie selbst mitbringen. Ich bin hauptsächlich fürs Know-how zuständig. Und das kommt jetzt.

Lassen Sie sich keine Märchen erzählen – Sexmythen

Über Sex kursieren verdammt viele Mythen. Vieles davon ist Unfug. Als da wären:

»Frauen brauchen Liebe zum Sex«

Laut einer Umfrage können sich 95 Prozent der Frauen in Deutschland Sex auch ohne tiefe Gefühle vorstellen. Mit dieser Umfrage möchte ich nicht die Trennung von Sex und Liebe propagieren. Diese Trennung ist jedoch keine Domäne der Männer. Es gibt keinen Grund zur Irritation, wenn Frauen nur mal ihren Spaß im Bett haben möchten. Oswalt Kolle formulierte es so: »Wir müssen die Erotik der Frauen sexualisieren, und die Sexualität der Männer erotisieren.«

»Ein großer Penis bedeutet große Lust für die Frau«

Blödsinn, liebe Männer: Damit setzen Sie sich hauptsächlich selbst unter Druck. Betrachten Sie mal die Statue eines beliebigen griechisch-römischen Gottes. Na? Sind das etwa 20 Zentimeter? (Das Lied von Mirja Boes war übrigens Ironie!) Und der Kerl ist ein Gott! Der deutsche Durchschnittspenis ist im erigierten Zustand 14,48 Zentimeter lang. Mehr ist nicht nötig, und we-

Merke

Die Länge des Gliedes steigert nur das Selbstwertgefühl mancher Männer. Nicht die Lust der Frau.

niger schadet auch nicht. Die Scheide der Frau ist sehr flexibel und passt sich der Größe an. Die empfindlichen Lustzonen der Vagina befinden sich ohnehin vor allem *vorn*: an der Klitoris und an den Schamlippen.

»Wie die Nase des Mannes, so sein Johannes«

Was soll ich dazu sagen? Das ist so bescheuert, dass sich die Wissenschaft nicht einmal die Mühe gemacht hat, Zusammenhänge zwischen Gesichts- und Geschlechtsmerkmalen zu untersuchen. Anatomische Parallelen gibt es nicht.

»Dunkelhäutige Männer haben den Längeren«

Nicht jedes Klischee ist falsch. Der erigierte Penis von Dunkelhäutigen ist im Durchschnitt zwischen 15,8 und 20,3 Zentimeter lang. Weißhäutige kommen auf 14 bis 15,1 Zentimeter. Bei Asiaten sind es 10,2 bis 14 Zentimeter. Rassismus hat beim Sex aber genauso wenig zu suchen wie anderswo.

»Den G-Punkt der Frau gibt es gar nicht«

Hm. So einfach ist das nicht. Es scheint wenigstens bei einigen Frauen in der Vagina-Schleimhaut eine Stelle zu geben, die besonders erogen ist. Sie befindet sich vier bis fünf Zentimeter vom Scheideneingang hinter der Scheidenvorwand, in der Nähe der Harnröhre. Allerdings verfügen wohl nicht alle Frauen über diese Zone. Der G-Punkt trägt seinen Namen nach dem Gynäkologen Ernst Gräfenberg, der in den

50er Jahren diese sensible Stelle in der Vagina vermutete. Die Wissenschaft diskutiert das Thema kontrovers. US-Wissenschaftler haben sich ihm im letzten Jahrzehnt verstärkt gewidmet. Einig ist man sich nur, dass sich die Nervenenden der Vagina vor allem an Schamlippen und Klitoris befinden. In der Vagina selbst sind es nur wenige.

> **Merke**
>
> G-Punkt bei Frau und Mann? Ja, nein, weiß nicht.

»Wir Männer haben auch unseren G-Punkt«

Auch hm. Neuerdings hört man vom männlichen G-Punkt bei der sogenannten Prostatastimulation. (Dazu gleich mehr bei den Sextipps, »Perineum«.) In direkter Anwendung macht so etwas ein Arzt, und zwar rektal. Es gibt Männer, die dabei ein besonderes Lustgefühl entwickeln, die meisten aber nicht. Die indirekte Stimulation über den Damm zwischen Hoden und Anus ist aber für viele Männer äußerst angenehm (»Sextipps«).

»Beim Scheidenkrampf kann nur noch die Feuerwehr trennen«

Das liest man sogar manchmal als Nachricht in der Presse unter »Vermischtes«. Ko-ko-lo-res! Zwar gibt es den sogenannten Vaginismus oder Scheidenkrampf wirklich. Dass dabei der Penis festgekrallt wird, kommt indes nur bei Wölfen und Hunden vor. Nicht beim Menschen. Traumatische

Erlebnisse können bei Frauen zu Vaginismus führen. Die Muskeln in den Schamlippen verkrampfen dabei unbewusst vor dem Eindringen. Eine Penetration ist dann unmöglich. Nach einiger Zeit reagieren die Scheidenmuskeln wieder normal, wenn die Frau entspannt. Bei einem neuen Versuch der Penetration können sie allerdings gleich wieder verkrampfen. Eine Psychotherapie kann da auf Dauer helfen.

> **Merke**
>
> Scheidenkrampf und Penisbruch: viel mehr Mythos als Wahrheit.

»›Penisbruch‹ war doch nur ein PR-Gag in Dieter Bohlens Biographie«

Weiß ich nicht. Ich kenne Herrn Bohlen auch nur aus den Medien. Den Penisbruch gibt es allerdings wirklich. Allerdings ist er sehr selten. Und ungeeignet dazu, dass sich ein Mann damit als besonders stürmischer Liebhaber darstellen kann. Für eine Penisruptur muss ein Mann schon sehr verrückte Praktiken ausprobieren. Denn der Penis ist auch bei einer Erektion flexibel. Wie bemerkt ein Mann den Penisbruch? Nun, er tut saumäßig weh! Wenn sich dann noch ein Bluterguss bildet, ist der Schwellkörper verletzt und Gewebe gerissen. Dann ab zum Urologen.

»Tausend Schuss, und dann ist Schluss«

Ein Unsinn, den ich selbst schon von einem aufgeklärten Freund gehört habe. Nonsens! Das Gegenteil ist richtig:

Menschen, die bereits in der Jugend sexuell aktiv sind, haben auch im Alter mehr und länger Spaß an Sex. Wahrscheinlich hält sich das Märchen wegen des hübschen Reims, so wie bei »... Mannes ... Johannes«.

Merke

Wer keinen Verstand hat, kann beim Sex keinen verlieren.

»Dumm fickt gut«

Der Humorist Horst Evers nennt das »die Tragik der Hochbegabten«. Sagen wir mal so: Ein Mensch, der keinen Verstand hat, braucht auch beim Sex um keinen gebracht zu werden ... Andererseits fehlt dann auch die Fallhöhe: Was soll man ohne Verstand fallen lassen, um sich fallen zu lassen? Es geht also darum, ob man loslassen und den Sex bedingungslos genießen kann.

Achtung

Frau oder Mann – wir sind alle Individuen. Individualität gilt gerade bei Sex und Orgasmus. Hier hat jeder Mensch seinen »Fingerabdruck«.

»Jeder weibliche Orgasmus ist anders«

Öfter, schneller, tiefer – angeblich kommen Frauen oft hintereinander und könnten stundenlang, wenn sie einmal in Fahrt sind. Kann sein, muss aber nicht. Menschen sind verschieden. Gerade in der Sexualität. Orgasmen unterscheiden sich von Mensch zu Mensch. Sexualwissenschaftler sprechen sogar von einem orgasmischen Fingerabdruck.

»*Lakritz macht spitz*«

Wieder so ein schöner Reim. Allerdings weiß ich nicht, ob sich das auch auf Altgriechisch reimt, und Lakritze galt schon in der Antike als Aphrodisiakum. Lakritz wirkt auch wirklich aphrodisierend, allerdings nur in geringer Dosierung. Ein zu häufiger Lakritz-Konsum bewirkt das Gegenteil. Größere Mengen hemmen sogar die Bildung des Sexualhormons Testosteron. Hier ist der richtige Platz für ein kleines »Achtung«.

Achtung

Nur *sexuelle Reize* regen die *Libido* an. Vergessen Sie den Glauben an Wundermittel. Männer sind bei sexuellen Reizen tendenziell eher visuell veranlagt und reagieren auf Bilder. Bei Frauen ist es mehrheitlich das Auditive. Ob gesehen oder gehört – das aktiviert im *Gehirn* die *Fantasie*. Sex beginnt im *Kopf*. Und nicht bei Lakritze, Austern oder Champagner.

»*Auch Frauen haben eine Ejakulation*«

Nein. Das Ausmaß der Feuchtigkeit bei Erregung ist bei Frauen sehr unterschiedlich. Bei manchen ist sie enorm. So enorm, dass man meinen könnte, es sei eine Ejakulation. Die Feuchtigkeit hat aber damit nichts zu tun. Allerdings erreichen manche Frauen während des Orgasmus eine sehr ausgeprägte Entspannung. Die reicht dann bis in die Blase. Dabei kann sehr selten auch etwas Urin abgehen.

»Eine Glatze ist ein Zeichen von Potenz«

Eine Glatze ist oft ein Zeichen für zu viel Testosteron im Blut. Das heißt aber nicht »länger, besser, öfter«. Testosteron allein entscheidet nicht über die Libido. Allerdings kann eine Glatze bei Männern auch sehr sexy sein. Nur zeigt sie keine besondere Potenz an.

»Übung macht den Meister«

Dieser Satz ist zwar keine Volksweisheit zum Thema Sex, aber sie sollte eine werden. Das bedeutet natürlich nicht, dass man mit vielen verschiedenen Partnern üben muss. Au contraire: Wenn man den richtigen Partner hat und mit ihm »übt«, gewinnt man mehr Erfahrung als mit häufig wechselnden Sexpartnern. In Wahrheit bleibt es bei denen nämlich meist beim Standardsex.

> **Merke**
>
> Mit ein und demselben Partner lässt sich häufig viel mehr beim Sex ausprobieren als mit ständig wechselnden Partnern.

»Nur Frauen können einen Orgasmus vortäuschen«

Seit Meg Ryan im Café bei »Harry und Sally« weiß es jeder: Was die biedere Sally kann, kann jede Frau. Und jetzt der Hammer – auch Männer tun es. Etwa ein Drittel hat es schon gemacht. Zumeist während der Penetration, aber auch während des Oralverkehrs oder beim Handjob. Wie das geht? Der männliche Orgasmus ist ja nicht immer mit großen Mengen an Sperma verbunden. Der Phallus fällt auch nicht stets nach dem Orgasmus gleich in sich zusammen. Daher braucht ein vorgetäuschter Orgasmus der Frau nicht aufzufallen. Wenn doch, gibt es immer noch die Standardausrede »Stress«. Der führt wirklich zu wenig Ejakulat. Profi-Vortäuscher können sogar etwas von trockenem Orgasmus erzählen. (Dabei geht die Ejakulation nach hinten los. In die Harnblase.) Gegen beiderseitiges Vortäuschen hilft, den »Weg« beim Sex rundum zu genießen und gegenseitig das »Ziel« Orgasmus als das zu sehen, was es ist: als Höhepunkt.

»Nur spontaner Sex ist gut«

Nein. Was ist denn mit Ehefrauen und -männern, die eine Affäre haben? Die müssen den Sex mit Liebhabern und Geliebten sorgfältig planen. Und die finden das prickelnd. Planen Sie Sex ruhig auch, wenn Sie in einer Beziehung leben. Falls Sie Kinder haben. Falls Ihr Terminkalender voll ist. Wenn Sie Vorfreude genießen wollen. Wenn Sie nicht immer abends zu müde dazu sein wollen. Es spricht rein gar nichts gegen spontanen Sex. Geplanter braucht aber nicht schlechter zu sein.

Versuchen Sie es mal scheinbar paradox –
Streben Sie *schlechten* Sex an!

Vorab: Den kommenden Versuch sollten Sie nur mit einem festen Partner starten oder mit jemandem, der Ihnen genauso vertraut wie Sie ihm. Dann wird es allerdings sehr lustig werden: Haben Sie absichtlich schlechten Sex! Beide.

Merke

Paradoxe Intervention als Technik.

Hier eine Anregung, wie so etwas aussehen kann: Sie absolvieren beide ein begrenztes sexuelles Pflichtprogramm. Unabhängig von Lust oder Unlust. Zeigen Sie sich beide besonders unerotisch. Tun Sie alles, was schön langweilig ist.

Mit Sicherheit werden Sie bald anfangen zu lachen. Der absichtlich schlechte Sex ruft oft eine gegenteilige Reaktion hervor. Wenn Sie die Schmerzgrenze endgültig überschritten haben, dann umgehen Sie lustvoll Ihr Pflichtprogramm.

Diese Technik heißt »paradoxe Intervention«. Sie können dabei auch dem Partner das Gegenteil von dem »befehlen«, was Sie erreichen wollen. Etwa: »Verkrampf dich, so viel es geht!« Oder: »Du darfst auf gar keinen Fall zum Orgasmus kommen!« Wenn sich der Partner beim Sex oft verkrampft oder Schwierigkeiten mit Orgasmen hat, kann das befreiend auf ihn wirken. Es kann dazu führen, dass der Leistungsdruck von ihm abfällt. Diese Befreiung erleichtert dann, was vorher schwerfiel.

Erneut: Die paradoxe Intervention funktioniert nur, wenn beide Partner davon wissen. Dann sehen Sie anschaulich, was Ihr Partner für unerotisch hält. Auch damit gehen Sie aufeinander ein. Seien Sie aufmerksam füreinander.

Merke

Paradoxe Intervention steigert die gegenseitige Aufmerksamkeit.

Die folgende Tabelle ist für Hartgesottene. Sie ist eine Anleitung für RICHTIG schlechten Sex. Ich verspreche Ihnen: *Nichts killt Lust schneller.* Damit ist die Tabelle auch ein Spiegelbild für guten Sex. Probieren Sie diese Anleitung ruhig mal aus. (NUR wenn der andere davon weiß und es am besten auch tut.) Sie kann dazu führen, dass Sie richtig guten Sex für sich entdecken.

Anleitung für RICHTIG schlechten Sex:

Ungepflegtheit	Käsefüße, Alkoholfahne, Schweißgeruch.
Unmotiviertheit	Bleiben Sie ewig in einer Stellung stecken.
Unhöflichkeit	Denken Sie nur an sich und Ihren Orgasmus.
Lüge	Stöhnen Sie überzogen, wenn noch gar nichts passiert ist.
Unbeholfenheit	Frauen können am Penis rütteln und reißen wie an einem Schaltknüppel. Männer gehen an die Brüste wie an Kuchenteig. *(Aber: Tun Sie sich nicht weh!)*
Achtlosigkeit	Probieren Sie es mit Sätzen wie: »Schatz, wir müssen nachher noch zum Baumarkt fahren« oder »Die Steuererklärung liegt noch unerledigt in der Ablage« Holen Sie jedenfalls möglichst viel Alltag ins Bett.

Probieren Sie es aus. Haben Sie mal absichtlich schlechten Sex. Sie brauchen es ja nicht bis zum Ende durchzuhalten. Auf jeden Fall werden Sie Spaß dabei haben. Und wenn man fantastischen Sex will, kann es nicht schaden zu wissen, wie grottenschlechter Sex aussieht. Er zeigt Ihnen nämlich spiegelverkehrt, was für Sie und Ihren Partner guter Sex ist.

Die Übung »absichtlich schlechter Sex« dient also zu wesentlich mehr als dem neckischen Amüsement. Sie erhalten hier Rückmeldungen von Ihrem Partner, die bei »ehrlichem Sex« nicht so offen ausfallen. Das Spiel erleichtert es Ihnen herauszufinden, was jeder von Ihnen mag oder nicht.

Grottenschlechter Sex für Fortgeschrittene

Sorgen Sie für extremen Stress.	Das kann bei Männern jede Erektion schon im Keim ersticken. Frauen vergeht bei Stress verlässlich die Lust. Sorgen und Müdigkeit sind auch schöne Lustkiller.
Idealerweise hyperventilieren Sie.	Hecheln oder Schnappatmung gehen aber auch. Auf gar keinen Fall entspannt atmen!
Machen Sie einen großen Bogen um die besonders erogenen Zonen.	Erogene Zonen besitzen besonders viele Nervenenden, sodass der andere da sehr empfindlich ist. Wahre Könnerschaft in schlechtem Sex zeigt sich in der Stimulation von Haaren und Fingernägeln.
Ganz wichtig: ätzende Musik!	Passende und stimulierende Musik kann ein Aphrodisiakum sein. Das wollen Sie nicht! Spielen Sie etwas ab, das beide richtig schön nervt.

Seien Sie möglichst humorlos.	Auf gar keinen Fall Spaß beim Sex haben! Wenn Sie es gar nicht anders können, machen Sie richtig plumpe Witze. Die turnen auch schön ab.
Geben Sie keinen Laut von sich.	Kein Stöhnen und erst recht keine Worte. Poesie im Bett ist für Schlechtsexler ein absolutes No-Go.
Tragen Sie schmuddelige Unterwäsche.	Die erstickt bereits das Vorspiel im Ansatz. Sollten Sie vorher noch einen Hauch Lust verspürt haben, kann eine Bremsspur in der Unterhose sie ausmerzen. Wenn Sie so weit nicht gehen wollen, experimentieren Sie mit etwas Labberigem, Ausgeleiertem oder Fleckigem.

... und jetzt das Ganze mal richtig –

Ihre Tipps für fantastischen Sex

Sextyp ist nicht gleich Sextyp, und Sextipp ist nicht gleich Sextipp. Was den einen heiß macht, kann den anderen langweilen, überfordern oder gar anwidern. *Ihre* Sextipps können daher nur die sein, die Sie sich für Ihren Sextyp heraussuchen. Es sind genug da. Greifen Sie zu!

Merke

Suchen Sie sich Ihre passenden Sextipps heraus.

Manche mögen's heiß und kalt

Oder kalte Hitze und heiße Kälte. Das Wechselspiel mit Temperaturen kann stark erregen. Lutschen Sie abwechselnd an einem Eiswürfel und verwöhnen Ihren Partner dann mit dem

Mund. Dann wiederholen Sie das Ganze mit heißem Tee. Dieses Wechselbad vervielfältigt die Intensität der Berührungen.

Was zum Geier ist das Perineum? Und wo bitte liegt das?

Das Perineum ist die Haut zwischen Hoden und Anus. Darunter liegt die Prostata (der »männliche G-Punkt«). Ideal fürs Vorspiel: Auch etliche heterosexuelle Männer werden hier gern berührt und gestreichelt. Und geleckt.

Oral-B: Auch Frauen lieben es

Dass Frauen Männern einen blasen, gehört zur Serienausstattung beim Sex. Frauen werden aber auch gern geleckt. Dabei kann man die Zunge am Kitzler flattern lassen oder mit ihr eindringen oder beides. Lippen kann man einsetzen, vielleicht auch Zähne. Finger sind auch oft in dieser Region willkommen. Ganz wichtig: Machen Sie das alles von der Rückmeldung abhängig. Wenn die Dame abgeht wie Schmidts Katze: genau so dranbleiben!

> **Merke**
>
> Bei allen Sextipps sind Rückmeldungen und Aufeinander-Eingehen das A und O.

Selbst ist die Frau / der Mann

»Nichts gegen Masturbation. Es ist Sex mit jemandem, den Sie lieben.« (Woody Allen) Sie wissen, wie Sie es mögen. Das können Sie auch Ihrem Partner zeigen. Selbstbefriedigung braucht keine Solonummer zu sein. Wenn Ihr Partner und Sie das mögen, können Sie wechselseitig voreinander abgehen und sich davon berichten (»mit Live-Kommentar«).

»Ich drehe meine eigenen Pornos«

Gefilmter Sex? Why not? Wenn Sie der Gedanke reizt, probieren Sie es aus. Sie brauchen keine perfekte Ausleuchtung. Sie wollen ja keinen professionellen Porno drehen. Sie wollen Ihre eigene Erregung festhalten und die Ihres Partners. Das kann besser sein als die Pornos im Handel.

Abwaschbar hat viele Vorteile

Im Bett ist es am bequemsten. Wenn man aber nur die eigenen vier Wände nimmt, haben auch andere Zimmer etwas zu bieten. Der Kick kann gerade sein, dass in diesen Räumen normalerweise etwas anderes stattfindet. Außerdem führen etwa Nutella, Honig oder Marmelade im Bett zu einer Riesensauerei. Kein Problem in Bad oder Küche.

> **Merke**
>
> Probieren Sie Neues, falls es Sie auch nur ein wenig reizt. Versuch macht klug.

Kratz mich, beiß mich, gib mir Tiernamen!

Wie wär's mit etwas SM-light als Rollenspiel? Ohne Schmerzen, dafür als Spiel um Macht und Kontrolle? Einer von beiden übernimmt den dominanten Part. Dabei muss er den scheinbaren Widerstand des anderen brechen. Wenn Sie wollen, können Sie ja auch einmal das Fesseln ausprobieren. Wenn einer ganz zur Untätigkeit verurteilt ist und der andere verantwortungsvolle freie Hand hat, kann das sehr reizvoll sein.

Kopfkino

Das Hirn ist das wichtigste Sexualorgan – lassen Sie es ruhig mal spielen. Die Gedanken sind frei. Sie können in Ihrem Kopf ganze Filme beim Sex ablaufen lassen. Das muss nicht heißen, dass Sie sich jemand anderen als Ihren Partner vorstellen. Sie können sich aber in andere Situationen versetzen oder in ein anderes Alter, in eine andere Umgebung oder in eine andere Zeit ... Das ist quasi der Vorläufer zum Rollenspiel. Nur in Ihrer Fantasie.

Merke

Die Signale Ihres Partners sind der Wegweiser, um auf ihn einzugehen.

Paare, hört die Signale!

Hatte ich es schon erwähnt? Gehen Sie auf Ihren Partner ein! Das soll natürlich gegenseitig sein. Niemand ist ohne den anderen gut. Beim Sex lässt man sich jedes Mal erneut aufeinander ein. Dazu sendet man Signale aus und muss sie auch wahrnehmen. Jedes Mal sein Standard-Repertoire runterzuleiern ist öde. Sex will sich entwickeln. Lassen Sie ihn.

Sexy Unterwäsche

Die kann man auch gut gemeinsam einkaufen. Auch im Sexshop. (Für beide Geschlechter.) Dabei kann jeder ansprechen, was er gern beim anderen sehen würde, und klarstellen, was er selbst mag. Dabei können Sie sich auch auf Lack- oder Cowboystiefel, High Heels und Ähnliches einigen.

Time is on my side

Tun Sie alles doppelt so sanft und halb so schnell, wie Sie denken! Dann ist es für Ihren Partner richtig. Es ist wie beim Vorlesen, wo man sich dazu zwingen muss, langsam zu sprechen, damit das Publikum einen versteht. Ihr Partner ist Ihr Publikum beim Sex. Lassen Sie ihm und sich Zeit. Finden Sie das richtige Timing.

> **Achtung**
>
> Tun Sie alles doppelt so sanft und halb so schnell, wie Sie denken!

Für die Herren: Stoßen und verwöhnen wie Casanova

Ja, es geht linear: rein und raus. Das mag die Vorhaut. Probieren Sie aber auch kreisförmige Bewegungen. Vorher können Sie sich eine Feder nehmen und die Klitoris damit kitzeln. Flattern Sie dort auch mal an der Wurzel mit der Zunge. Dabei können Sie noch einen besonders sensiblen und erogenen Bereich bei der Frau massieren und streicheln: zu beiden Seiten der Wirbelsäule, in Höhe der Pofalte bis über die Taille.

Für die Damen: My Spanish Heart

Beim Blasen sollten Sie gerade nicht blasen, sondern saugen. Und zwar ab und zu kurz und heftig, nicht anhaltend. Wenn Sie das gemacht haben, können Sie etwas Öl oder Gleitmittel nehmen und zwischen Ihren Brüsten auftragen. Drücken Sie sie zusammen, und lassen Sie Ihren Partner dazwischenstoßen. Das sieht hübsch lasterhaft aus. Sie können ihn da auch ejakulieren lassen.

Und Tooor!

Nein, der gleichzeitige Orgasmus ist kein Mythos, egal was Woody Allen dazu sagt. Er ist aber selten. Setzen Sie sich nicht unter Druck, gemeinsam mit dem Partner zu kommen. Dabei verkrampft man nur. Vielleicht ist es sogar spannender, wenn jeder seinen eigenen Orgasmus genießt und dann noch den des Partners.

Achtung

Auch beim Sex gibt es Umgangsformen. Stoßen Sie Ihren Partner nicht vor den Kopf.

Fantasy und Fantasien

Den Unterschied in der Überschrift habe ich mir zwar nur ausgedacht, aber er soll Folgendes heißen: Nehmen wir an, eine Frau träumt insgeheim davon, dass der gesamte Kader von Hertha BSC über sie herfällt. Der Mann neben ihr im Bett malt sich aus, es gleichzeitig mit Dolly Buster, Gina Lollobrigida, Josephine Baker und Kleopatra zu treiben. Und beide haben diese saublöden Sextipps im Kopf, wonach man dem Partner all seine sexuellen Fantasien mitteilen soll. Da gibt es nur eine Lösung: Klappe halten! Solche Fantasien frustrieren den Partner nur, weil sie nun einmal unerfüllbar sind. Wenn Sie aber die Fantasie haben, Sex mal im Wald zu machen oder sich als Vorspiel mit Ihrem Partner einen Porno anzuschauen – nur zu. Sprechen Sie es aus. Das erhöht die Chance ungemein, dass aus der Fantasie Wirklichkeit wird.

Treiben Sie es wild und schmutzig!

Woody Allen wurde einmal gefragt, ob er Sex für schmutzig halte. Antwort: »Ja, wenn er gut ist.« Ich habe sehr viel für Hygiene übrig. Hygiene*zwang* beim Sex gehört aber nicht dazu: Vor dem Sex duschen, danach erneut und am besten auch noch zwischendrin. Das zerstört Intimität. Das Wilde und Schmutzige beim Sex ist oft ein Ausgleich für den Alltag. Beim Sex gilt die totale Hingabe ohne Anstandsregeln. Übertriebene Reinlichkeit kann genauso ein Lustkiller sein wie Ungepflegtheit. Beim Sex brauchen wir nicht perfekt zu sein. Beim Sex zeigen wir uns angreifbar. Gerade dieses Vertrauen macht ihn so schön.

Merke

Zum guten Umgang beim Sex gehört auch, den Partner nicht zu überrumpeln.

Entwickeln Sie neue Ideen gemeinsam

Sie können Ihren Partner natürlich auch überrumpeln. Ihm zwei Eintrittskarten für den Swingerclub schenken. Oder einen Analvibrator. Oder Gummimaske und Reitgerte. Das tun auch einige. Davon rate ich jedoch ab. Sie haben Sex gemeinsam mit Ihrem Partner. Erweitern und verändern Sie ihn auch gemeinsam. Überrumpelung wirkt leicht beängstigend. Gehen Sie Schritt für Schritt vor und warten Sie die Rückmeldungen ab. Erzählen Sie zum Beispiel erst einmal nur von Träumen, die Sie erregt haben. Später können Sie daran anknüpfen. Fragen Sie beispielsweise, ob Ihr Partner sich vorstellen kann, ein paar Fantasien im Gespräch durchzuspielen. Dann kann beim dirty Talk Schluss sein, oder Sie machen in der Realität weiter.

You can leave your hat on

Sie wissen, wie Ihr Partner nackt aussieht. Der Genuss beim Striptease kann darin liegen, sich selbst genüsslich zu entblättern und dem anderen dabei zuzusehen. Dazu brauchen Sie keinen Kurs zu belegen. Ein wenig Körpergefühl und Selbstbewusstsein reichen völlig aus. Reißen Sie sich die Kleidung nicht schnell vom Leib, sondern streifen Sie sie langsam und verrucht ab. Legen Sie ruhig Musik dazu auf. Bewegen Sie sich dazu im Takt. Wechseln Sie dann noch Tempo und Rhythmus. Dann wird auch eine bescheidene Choreographie aufregend.

Mach mal Pause!

Egal wer gerade der Aktive ist – legen Sie auch kleine Bewegungspausen beim Penetrieren ein, sogenannte Erregungsstopps. Damit können Sie Ihren Partner lustvoll und schmerzfrei etwas »quälen«, seine Erregung steigern und ihn dann vor Lust zum Explodieren bringen. Die Pausen sind auch hilfreich, um das Hauptspiel zu verlängern und den Orgasmus hinauszuzögern. Warten Sie in den Pausen nicht nur ab, sondern setzen Sie Hände und Mund ein. Oder nutzen Sie die erotische Macht der Sprache.

»Über den Umgang mit Menschen beim Sex« –

Knigge fürs Bett

Bei den Sextipps steht, dass Sex wild und schmutzig sein darf. Dass er ein Ausgleich für den Alltag ist. Als totale Hingabe ohne Anstandsregeln. Das stimmt auch. Im Bett herrscht keine Etikette im Sinne von starrer Konvention. Was hier aber genau wie überall sonst im Leben gilt: Respekt. Für den anderen und sich selbst.

> **Achtung**
>
> Der Sexknigge stellt keine Benimmregeln auf. Es geht um respektvolles Benehmen beim Sex.

Es geht nicht darum, sich im Bett »zu benehmen«. Der Ur-Knigge war auch kein Benimm-Buch, sondern ein Werk über respektvollen Umgang miteinander. Sie wollen fantastischen Sex für sich und Ihren Partner. Sie wollen sich gegenseitig den Verstand rauben. Das geht nur bei wechselseitiger Achtung voreinander.

Alkohol

Es ist wie immer: Die Dosis macht das Gift. Denken Sie ruhig egoistisch: Wenn Sie fantastischen Sex wollen, trinken Sie sich nicht in den Rausch. Alkohol in hohen Mengen erschwert den Sex oder macht ihn gar unmöglich. In diesen Mengen ist das Trinken auch respektlos gegenüber sich selbst und dem Partner. Dabei stirbt jede Romantik, Ihr Partner denkt, dass Sie sich ihn »schöntrinken« müssen, und Sie vermitteln sich und anderen, dass Sie ohne Alkohol keinen Partner finden und im Bett gehemmt sind.

Fellatio (Blasen)

Regel Nr. 1: Jeder macht alles beim Sex freiwillig. Und das ist zu respektieren. An die Herren: Drücken Sie niemals den Kopf der Frau beim Blasen nach unten. (Außer es gehört zu Ihrem vereinbarten Spiel.) So etwas ist beschämend und zeigt keine Achtung vor der Partnerin.

> **Achtung**
>
> Regel Nr. 1: Beide sind freiwillig miteinander im Bett. Und sie tun auch alles beim Sex nur freiwillig.

Cunnilingus (Lecken)

An die Damen: Ich weiß, es ist angenehm, an und in der Vagina geleckt zu werden. Pressen Sie dabei jedoch bitte nicht vor Wollust die Schenkel (zu stark) zusammen. Ihr Partner kann dann nichts mehr hören, und es kann wehtun und die Luft abschneiden.

Vulgäre Sprache (dirty Talk)

Seien Sie so vulgär und schmutzig in der Sprache, wie Sie mögen. Aber nur wenn der andere es auch mag oder toleriert. Obszönitäten können auch verletzen. Falls Sie vorher kein gegenseitiges Vertrauen aufbauen, machen Sie sich auch selbst verletzlich – wenn vielleicht der One-Night-Stand über Sie tratscht: »Wisst ihr, wie er/sie mich gestern Nacht genannt hat?« Vermeiden Sie es aus diesem Grund auch, Ihren Körperteilen oder denen Ihres Partners von sich aus Namen zu geben. »Hanni und Nanni« etwa für die Brüste kann sich bei einem Paar einspielen. Es wirkt aber lächerlich oder affektiert, wenn man seinen Penis einseitig mit »Fridolin« oder »Chuck« vorstellt.

Merke

Respekt sich selbst gegenüber ist ebenso wichtig wie gegenüber dem anderen.

»Wie war ich?«

Es gibt immer noch diese Männerfragen nachher: »War ich gut?« Auch wenn der Mann mit der größten Macho-Attitüde fragt und nur noch auf die Bestätigung wartet – die Nachfrage ist lächerlich und respektlos sich selbst gegenüber. Sie zeugt von Unsicherheit. Ein guter Liebhaber weiß, dass er gut ist. Weil er das durch die Rückmeldungen erfährt. Sex ist keine Darbietung, für die man Applaus erhält.

Grubenhunde

Wenn eine Frau einen G-Punkt hat, ist es lustvoll für beide, sie dort zu stimulieren. Männer sollten aber nicht einen auf Höhlenforscher machen. Kaprizieren Sie sich nicht auf die Vagina. Der Körper hat viele erogene Zonen. Erweisen Sie auch dem ganzen Körper Respekt. Das Gleiche gilt für die Damen: Ein Mann besteht beim Sex aus wesentlich mehr als seinem Penis.

> **Merke**
>
> Respektieren Sie den ganzen Körper Ihres Partners.

Sex hat Priorität

Das Schlagwort der Überschrift stammt nicht von mir, sondern von Dr. Ruth Westheimer, der bekanntesten Sexratgeberin der Welt. Der Sex gehört zu Ihrer Intimsphäre. Da wollen Sie nicht gestört werden. Geschäftlich ausgedrückt: Es ist ein »Termin« mit Ihrem Partner. Schalten Sie Handy und Telefon aus. Und wenn es doch klingelt, gehen Sie nicht ran. Dasselbe gilt für Anrufbeantworter. Wollen Sie, dass Ihr Chef laut aufs Band spricht, während Sie beim Sex sind? Ihr Ex-Partner? Ihre Mutter?

Intimschmuck

> **Merke**
>
> Schützen Sie Ihre Sexualität – als Ihre Intimsphäre – vor Störungen.

Piercings im Intimbereich können irritieren. Falls Ihrem Partner Intimschmuck fremd ist, nehmen Sie ihn besser erst einmal ab. Dann kann der andere Ihren Körper ohne Dekoration kennenlernen. Verhütung und Safer Sex können bei Intimschmuck schwierig sein. Reden Sie darüber mit Ihrem Partner.

Jungfrau und Jüngling

Irgendwann war es für uns alle das erste Mal. Erinnern Sie sich, wie es bei Ihnen war: Sie waren unerfahren und unsicher. Wenn Sie Sex mit jemandem haben, für den oder die das eine Premiere ist, ist Fingerspitzengefühl gefragt. Er oder sie muss zum Debüt bereit sein. Darf sich nicht bedrängt fühlen. Seien Sie besonders zärtlich, langsam und vorsichtig. Gerade für Frauen kann das erste Mal schmerzhaft sein.

Ich hab nichts anzuziehen

Dresscodes gibt es auch beim Sex. Man kann sich auf Latex einigen, auf Cowboyhut, Spitzenhäubchen, Strapse oder

Lederjacke. Und so weiter. Wenn aber nichts dergleichen vereinbart ist, ist »nackt« immer das passende Outfit. Von Socken rät Ihr Modeberater dringend ab. Man sollte übrigens die Kleidung seines Partners beim Ausziehen intakt halten, wenn es nicht anders zum Sexspiel gehört. Falls der Mann ein Problem beim Öffnen des BHs haben sollte, hilft ein humorvolles: »Ich glaube, das machst besser du!«

Kondome

Präservative verhüten und schützen. Darum sind sie so beliebt bei neuen und wechselnden Sexualpartnern. Meine Herren – ein klares Wort von Mann zu Mann: Kondome sind Männersache. Wenn Sie wechselnde Geschlechtspartner haben, sollten Sie die Gummis immer bei sich tragen. Sie nehmen sie mit, Sie packen sie aus, und Sie ziehen sie über. Ich rate den Damen aber nicht davon ab, selbst einen Vorrat zu Hause zu haben, wenn es sich bei Ihnen öfter und wechselnd ergibt. Bauen Sie die Kondome kreativ beim Sex ein. Spielen Sie damit. Dann sind sie überhaupt kein Lustkiller.

> **Merke**
> Always look on the bright side of life.

Humor bei Peinlichkeiten

Beim Sex kann auch mal etwas danebengehen. Vielleicht reißt das Kondom. Der Mann kriegt keinen hoch. Die Frau kriegt einen Krampf in der Wade. Es gibt viele Möglichkeiten.

Das ist dann wenigstens einem von beiden peinlich. Helfen Sie dem anderen oder sich beiden darüber hinweg: mit Humor. Nicht plump, sondern einfühlsam. Humor ist auch ansonsten beim Sex nicht verboten. Im Gegenteil. Zwar ist wohl noch niemand lachend zum Orgasmus gekommen, aber Humor und Sinnlichkeit können sich hervorragend verstärken.

Der Morgen danach

> **Merke**
>
> Sex ist eine der schönsten Sachen der Welt. Haben Sie Spaß, keinen Druck.

Schleichen Sie sich niemals still vom Lager fort. Das ist würdelos. Auch wenn es nur eine einmalige Sache war – hinterlassen Sie wenigstens einen Zettel. Melden Sie sich im Laufe des Tages. Falls Sie der Gastgeber sind, servieren Sie zumindest noch einen Frühstückskaffee. Auch wenn Sie sich nie wiedersehen wollen. Behandeln Sie den anderen respektvoll, selbst wenn Sie nur Sex wollten und den nun hatten.

Nach dem Spiel ist vor dem Spiel

Sie hatten gerade Sex miteinander. Danach steht man nicht sofort auf. Und man pennt auch nicht in Sekundenschnelle weg. Das ist unfein. Das Nachspiel ist der Zeitpunkt für Zärtlichkeiten. Hier geben Sie nonverbale Rückmeldungen und erhalten welche. Denken Sie an die Priorität für Ihren Sex. Lassen Sie sich die nicht nehmen, und geben Sie sie Ihrem Sex auch. Damit achten Sie Ihren Partner.

Sex soll Spaß machen.

Eben. Und deshalb setzen Sie sich nicht unter Druck. Und Ihren Partner auch nicht. Einen Orgasmus können Sie weder bei sich noch beim anderen erzwingen. Der kommt von allein, oder Sie verkrampfen. Falls Ihr Partner Schwierigkeiten hat – fragen Sie ihn, ob er weitermachen will. Vielleicht möchte er auch etwas Neues probieren. Dann beginnen Sie fröhlich und mit Lust aneinander neu.

> **Merke**
>
> Orgasmen kann man nicht erzwingen.

Spiel mit mir!

Nichts gegen Sexspielzeug. Gar nichts. Nur liebt nicht jeder Vibrator, Dildo, Cock-Ring & Co. Wenn Sie einen neuen Sexualpartner haben – überfallen Sie ihn damit nicht. Zumindest nicht mit Ihrer kompletten Sammlung. Bevor Sie in die Schublade greifen, können Sie ja mal Ihre Vorlieben ansprechen. Das bewahrt vor unschönen Überraschungen.

> **Merke**
>
> Der Gentleman genießt und schweigt. Und die Lady auch.

Dessous & Co.

Achten Sie auf Ihre Unterwäsche. Zumindest wenn Sie wissen oder ahnen, dass Ihnen Sex bevorsteht. Die Sauberkeit setze ich voraus. Viele Frauen achten ohnehin schon auf erotische Dessous.Schwarz finden Frauen besonders sexy, dann kommen Rot und Weiß. Männer können und sollen sich ebenfalls Mühe geben. Feinripp und Strings schätzen viele Frauen nicht sehr.

No comment

Vergleichen Sie Ihren Partner nicht mit anderen Sexualpartnern. Nicht im Positiven und erst recht nicht im Negativen. Ausgesprochene Vergleiche haben beim Sex nichts zu suchen. Beim Sex vergibt man keine Noten. Auch wenn der jetzige Partner gut dabei wegkommt, hat er Ihre Rangliste im Kopf. Das setzt unter Druck oder verletzt sogar. Auf körperliche Nachteile können sich Pärchen im Alltag ansprechen. Beim reinen Sex gilt: schweigen. Er erwähnt also weder Ihre Cellulite noch die Fältchen um Ihre Augen. Sie sagt nichts über seinen Rettungsring und sein Doppelkinn. Das killt die Lust. Sie wollen sich gegenseitig als Sexualwesen erleben, nicht als Fall für plastische Chirurgie. Seien Sie nach dem Sex diskret. Im Gespräch mit anderen können Sie etwas aus Ihrer beider Intimsphäre andeuten. Mehr nicht. Über den Sex mit dem anderen herzuziehen ist erst recht respektlos.

> **Merke**
> Ehrlichkeit währt auch beim Sex am längsten.

»Die hab ich mir jetzt verdient!«

Man mag es begrüßen oder verurteilen: Rauchen wird immer mehr geächtet. »Die Zigarette danach« ist in Ordnung, wenn der andere nichts dagegen hat. Ansonsten gibt es kein natürliches Recht auf sie. Wenn man rauchen will, sollte man sich wie sonst auch vorher erkundigen, ob man darf. Fackeln Sie jedenfalls nicht das Bett ab.

Lügen haben kurze Beine

Wenn Sie nur Sex wollen, gaukeln Sie dem anderen keine Gefühle vor. Wenn Sie Sex und Liebe trennen, sind Sie damit als Frau und als Mann in großer Gesellschaft. Dann stehen Sie auch dazu. Gefühle zu benutzen, um jemanden zum Sex rumzukriegen, ist schäbig. Und es ist ineffektiv. Denn solche Sachen sprechen sich rum. Notlügen wie »Ich rufe dich an« sind bequem, aber feig. Ein »Es war schön. Bis irgendwann mal« ist eindeutig und auch ehrlich.

»Ich bin schon wieder der Erste!«

Im Allgemeinen kommen Männer schneller zum Orgasmus als Frauen. Das braucht aber nicht so zu sein. Jedenfalls kommt in den meisten Fällen einer der beiden zuerst zum Höhepunkt. Für den Normalfall empfiehlt sich, dass der Mann der Frau den Vortritt lässt. Mit dem einseitigen Orgasmus ist der Sex aber auf alle Fälle nicht vorbei. Alles andere ist Egoismus. Kümmern Sie sich um Ihren Partner, wenn Sie gekommen sind. Zur Not haben Sie dazu Zunge und Hand.

Batman trifft Suzie Wong –

Rollenspiele

Rollenspiele können viel Spaß machen. Sie erleichtern auch ein paar Dinge. Vielen Menschen fällt es leichter, sich ihren Fantasien hinzugeben, wenn sie hinterher sagen: »Das war nicht ich, das war James Bond.« Oder Catwoman. George Clooney. Madame Pompadour. Der Neandertaler. Die Piratin.

Dazu brauchen Sie gar nicht einmal besonders extrovertiert zu sein. Sie brauchen auch nicht zu einer Gruppe im Laientheater zu gehören.

> **Merke**
>
> Schlüpfen Sie ruhig in eine andere Rolle. Es macht Spaß, und es hilft Ihren Fantasien.

Wenn Sie den Gedanken an ein Rollenspiel reizvoll finden, probieren Sie es aus. Stellen Sie selbst fest, ob und wie es Ihnen gefällt.

> **?! Quiz-Frage**
>
> Sex hält fit, sagen britische Gesundheitsexperten. Wie viele Kalorien werden bei einem durchschnittlich heftigen Liebesspiel in einer Stunde ungefähr verbrannt?
>
> a. 50 b. 150 c. 300
>
> *Richtige Antwort: c) Beim Sex verbrennt man dem britischen Gesundheitsdienst NHS zufolge rund 300 Kalorien pro Stunde. Das lustvolle Fitnesstraining beansprucht außerdem sämtliche Muskelgruppen. Es trainiert auch Herz und Lunge.*

Vorab sollten ein paar Dinge klar sein. Sie *spielen* ein *Rollenspiel*, aber Ihr *Spielpartner* ist nicht nur ein *Spielzeug* für Ihre Fantasien. (Sexspielzeug können Sie aber natürlich gern benutzen. Und Requisiten machen oft den Reiz aus. Dazu unten.) Bei Rollenspielen handeln alle Beteiligten gleichberechtigt. Und auf gemeinsamen Wunsch.

Merke

Das Spiel soll beiden Spaß machen. Dazu brauchen Sie gegenseitiges Vertrauen und Offenheit.

Das führt uns zum nächsten Punkt: Vertrauen. Es ist nicht nur Voraussetzung für fantastischen Sex allgemein, sondern auch für fantastische Rollenspiele. Einen One-Night-Stand können Sie schlecht mit der Gärtnerin-und-Butler-Nummer überfallen. Von Über-/Unterordnungsspielchen ganz zu schweigen. Sprechen Sie sich ab, bevor Sie die erotische Bühne eröffnen. Sprechen Sie offen über Ihre Fantasien und die des anderen. Ganz wichtig: Falls es härter zur Sache gehen sollte – machen Sie ein Codewort aus. Um das Spiel zu stoppen, wenn einer nicht mehr will.

Quiz-Frage

Wo im weiblichen Körper liegt der berühmt-berüchtigte G-Punkt, der für besonders intensive Orgasmen verantwortlich sein soll?

a. an der Klitoris

b. in der Nähe der Harnröhre

c. zwischen äußeren und inneren Schamlippen

Richtige Antwort: b) Der G-Punkt ist nach dem deutschen Gynäkologen Ernst Gräfenberg benannt. Er wurde erstmals 1950 beschrieben und soll das Lustzentrum der Frau darstellen. Die G-Zone befindet sich vier bis fünf Zentimeter vom Scheideneingang entfernt, hinter der Scheidenvorderwand – in der Nähe der Harnröhre. Nicht jede Frau empfindet allerdings die Stimulation dieses Bereichs als angenehm bzw. lustfördernd.

Es kann lustig sein, gemeinsam die Requisiten im Sexshop zu besorgen. Man fühlt sich dabei so schön frivol und tritt zugleich selbstbewusst auf, weil der Partner dabei ist. Oft braucht man zwar gar kein spezielles Zubehör der Erotik-Branche, aber diverse Kostüme oder Handschellen sind im Sexshop gesammelt und mit Beratung zu haben. Wenn Sie wollen, finden Sie dort auch anregende Filme und Literatur.

Rollenspiele sind für Sie da, nicht umgekehrt. Lassen Sie sich nicht in ein Korsett zwängen. Gerade für den Anfang empfinden es aber viele als hilfreich, ein paar Anregungen zu bekommen. Ich stelle Ihnen jetzt erst einmal vier Kategorien von Rollenspielen vor. Sie können alle Elemente daraus frei miteinander kombinieren.

Merke

Sexshops sind keine Schmuddelläden. Dort finden Sie vieles, was Rollenspiele schöner macht.

?! Quiz-Frage

Aphrodisiaka sind Nahrungsmittel, denen eine lustfördernde Wirkung nachgesagt wird. Welches der folgenden Menüs eignet sich am besten für romantische Stunden zu zweit?

a. **Rindersuppe, Hackbraten mit Püree, Sachertorte**
b. **Karotten-Ingwer-Suppe, Spargel mit Kräutersauce, Melone**
c. **gegrillter Maiskolben, Nudel-Auflauf, gebackene Bananen**

Richtige Antwort: b) Als aphrodisierende Nahrungsmittel gelten unter anderem: Austern, Gurke, Spargel, Zwiebel, Tomate, Melone, Kokosnuss, Nüsse, Rettich, Sellerie, Esskastanie, Feldsalat, Eier, Kaviar, Karotten, Paprika und Sardellen. Zu den erotisierenden Gewürzen zählt man insbesondere: Anis, Pfeffer, Petersilie, Senf, Schnittlauch, Basilikum, Bohnenkraut, Muskatnuss, Nelken, Zimt, Knoblauch und Ingwer.

Play it again, Sam – romantische Rollenspiele

Die erste Kategorie beweist, dass Rollenspiele nichts Anrüchiges oder Schmuddeliges haben. Ich halte es etwa für eine ausgemachte Verschwendung, schöne Hochzeitskleider nur einmal im Leben zu tragen. Falls das traumhafte Kleid von damals, die halterlosen Strümpfe und der Frack (oder was immer Sie getragen haben) noch im Schrank hängen – holen Sie sie doch ruhig heraus. Sie können auch eine andere Hochzeit nachspielen, oder sich bei der Hochzeit entführen lassen. Vielleicht heiraten Sie in Paris, Rom oder Reykjavik. Schlüpfen Sie nach Belieben auch in andere Rollen. Legen Sie Barmusik auf und machen Sie einen auf Humphrey Bogart und Ingrid Bergman. (Die haben ja schließlich auch nur Rollen gespielt.) Wenn Sie es mit noch mehr Planung mögen, dann nehmen Sie gemeinsam ein romantisches Dinner bei

?! Quiz-Frage

Wie lange kann eine Frau aus medizinischer Sicht während der Schwangerschaft Geschlechtsverkehr haben, ohne dass gesundheitliche Gefahr für Mutter oder Kind besteht?

a. **bis zum dritten Monat**
b. **bis zum siebten Monat**
c. **solange sie Lust hat**

Richtige Antwort: c) Entgegen weitverbreiteten Annahmen löst Geschlechtsverkehr keine frühzeitige Geburt aus. Das gilt auch gegen Ende der Schwangerschaft. Vermutlich schadet Sex bei Schwangeren auch sonst nicht. Das berichtet die Fachzeitschrift Obstetrics & Gynecology. Schwangere Frauen können also Sex haben, so lange und so oft es ihnen Spaß macht. Im Falle von Blutungen, vorzeitigen Wehen oder anderen Komplikationen sollte man freilich ärztliche Beratung einholen und allenfalls auf andere Sexpraktiken umsteigen.

Kerzenschein ein. Oder mieten Sie sich eine Hotelsuite. Verstreuen Sie zweiundvierzig Blumenblüten auf dem Bett. Was auch immer für Sie romantisch ist. Viel Spaß danach!

Neuneinhalb Wochen lang Basic Instinct – Rollenspiele nach Filmen

Literaturliebhaber finden auch viel in Büchern. Der Vorteil bei Filmen ist, dass beide dieselben Bilder im Kopf haben. Gerade waren wir ja schon bei »Casablanca«. Sexuell expliziter geht es bei »Basic Instinct« zu. Die Szene, in der Sharon Stone ihre Beine übereinanderschlägt und nichts unter dem Rock trägt. Ein Teil von Ihnen könnte Sharon Stone sein und der andere Michael Douglas. Eine andere große Szene, die sehr sexy ist: Kim Basingers Strip in »9½ Wochen« zu »You can leave your hat on«. Wenn Sie das nachspielen wollen, wird auch Mickey Rourke seinen Spaß haben. Sie können auch Filme kombinieren. Warum sollte Dracula nicht mal auf

?! Quiz-Frage

Welcher Sexstellung können Frauen und Männer in Deutschland am meisten abgewinnen?

a. Missionarsstellung b. Reiterstellung c. Löffelchenstellung

Richtige Antwort: b) Die Reiterstellung erfreut sich laut Umfrage des Kondomherstellers Durex hierzulande der größten Beliebtheit. Auf Platz zwei landete bei den Befragten der Sex »a tergo« (von hinten), knapp vor der Missionarsstellung. Weit abgeschlagen folgten Löffelchen- und 69er-Stellung sowie der Sex im Stehen und die geheimnisvolle Angabe »andere«.

Lara Croft treffen? Oder Luke Skywalker auf Mrs. Robinson? Sie können vorher auch ein kleines Drehbuch schreiben. Sie können sich selbst filmen. Technische Perfektion ist überhaupt nicht wichtig. Wenn das Knistern zwischen Ihnen rüberkommt, wenn Sie selbst Ihren Spaß sehen, wird der Film für Sie besser als jeder professionelle Porno.

Wird immer wieder gern genommen – die Gärtnerin, der Handwerker, die Postbotin …

Alle Geschlechter in dieser Kategorie kann man auch gern umdrehen. Ein Rollenspiel mit einer sexy Klempnerin zum Beispiel ist sicher sehr anregend. Ich nehme mal eine Szene ohne Geschlechtsklischee: den Pizzakurier oder die Pizzakurierin. Es macht Dingdong. Die Pizza ist da. Jetzt gibt es irgendeine Schwierigkeit: Man hat kein Geld zu Hause, die

?! Quiz-Frage

Benötigt man bei Verwendung eines Dildos ein Kondom?

a. **Nein, weil ein Dildo keine Samenflüssigkeit abgibt.**
b. **Ja, wenn der Dildo von beiden Partnern verwendet wird.**
c. **Ja, aber nur bei heterosexuellen Paaren.**

Richtige Antwort: b) Ein Dildo ist ein Sexspielzeug, dessen Form der eines Penis ähnelt. Er ist meist aus Silikon, PVC, Acrylglas, Aluminium oder Edelstahl. Zu seinen Anwendungsgebieten zählt das Einführen in die Scheide der Frau und in den Anus von Mann oder Frau. Aus hygienischen Gründen sollte der Dildo in Kombination mit einem Kondom verwendet werden. Insbesondere wenn er von beiden Partnern benutzt wird, sollte zum Schutz vor sexuell übertragbaren Krankheiten bzw. vor Darmbakterien unbedingt bei jeder Person ein neues Kondom verwendet werden.

Pizza ist kalt, oder es ist Quattro Stagioni statt Quattro Formaggi. Das führt Sie zum Sex als »Entschädigung«. Wollten Sie es immer schon mal im Auto tun? Versuchen Sie die Nummer »Taxifahrerin und Fahrgast« oder »Autofahrer und Tramperin«. Die Plots sind in dieser Kategorie immer einfach, aber wirkungsvoll.

Ein bisschen dom und sub – die Nachtschwester, der Assistent, die Professorin ...

In dieser Kategorie geht es um ein wenig Über- und Unterordnung, jedoch ganz ohne Schmerzen. Wenn Sie zum Spaß einen auf Unschuld, Naivität, Abhängigkeit oder auf Überlegenheit, Erfahrenheit, Berechnung machen wollen, werden Sie solche Spiele genießen. Weil die Ungleichheit gerade der Kick an diesen Spielen ist, werden sie desto erregender, je mehr Sie Ihre Rolle raushängen lassen. Der Patient und die Urologin sind ein Beispiel für ein Rollenklischee, der Patient und die Arzthelferin das andere. Es gibt zahllose Möglichkeiten: die Chefin und ihr Assistent, der Professor und seine Stu-

?! Quiz-Frage

Was bedeutet der aus dem Griechischen stammende Begriff »Orgasmus« ursprünglich?

a. heftige Erregung **b. gänzliche Auflösung** **c. Erreichung des Zieles**

Richtige Antwort: a) Der Begriff »Orgasmus« leitet sich vom griechischen Wort orgasmós ab, das »heftige Erregung« bedeutet.

dentin, der Lehrling und die Kundin, die Autofahrerin und der Polizist ... Spielen Sie auch mit den Machtverhältnissen. Lassen Sie zum Beispiel die Putzfrau einen Vamp sein.

»Mach mir den Vampir!« – einzelne Inspirationen

Nun noch ein paar Ideen im Detail. Pressen Sie sich selbst nicht in starre Kategorien. Ich mache das auch nicht mit Ihnen. Die folgenden Anregungen sind bunt gemischt.

Kleopatras Diener

Sie liegt in der Badewanne. Falls Sie keine Eselsmilch zur Hand haben, nehmen Sie duftende Essenzen und viel Schaum. Er seift sie ein, von Kopf bis Fuß. Danach gibt er ihr eine ölige Massage. Sie bestimmt, ob sie Sex will.

?! Quiz-Frage

Nicht nur im weiblichen Körper will man den G-Punkt lokalisiert haben, sondern auch im männlichen. Welcher Teil des Körpers wird beim Mann als Zentrum der Lust gehandelt?

a. der Hoden **b. die Eichel** **c. die Prostata**

Richtige Antwort: c) Eine Stimulierung der Vorsteherdrüse (Prostata) ist für manche Männer besonders lustvoll. Die Prostata kann am besten durch den Anus lokalisiert und massiert werden. Eine indirekte Stimulation von außen kann durch eine behutsame Massage des Dammes (des Bereichs zwischen Hodensack und Anus) erfolgen.

Krankenschwester und Patient

Sehr beliebt. Er liegt im Bett. Sie zeigt viel Brust und kommt mit Häubchen und Kittel. (Gibt es auch aus Latex im Sexshop.) Jetzt tastet sie ihn ab und beugt sich über ihn. Er muss stillhalten. Danach gibt sie ihm eine Sonderbehandlung, oder er wünscht sich eine.

Rollentausch ohne Verkleidung

Sie können auch einfach mal ohne großes Brimborium in das Verhalten Ihres Partners schlüpfen. Wenn er normalerweise beim Sex die Führung übernimmt, dann tut sie das jetzt. Wenn er sonst schweigend genießt und sie laut stöhnt,

?! Quiz-Frage

Cock-Rings sind Ringe aus Gummi, die über den Penis gestreift werden und in allerlei Größen, Farben und Ausführungen erhältlich sind. Wozu aber dienen die Penisringe?

a. **zum Schutz vor sexuell übertragbaren Krankheiten**
b. **zur Intensivierung des sexuellen Erlebens bei der Frau**
c. **zur Verlängerung und Verstärkung der männlichen Erektion**

Richtige Antwort: c) Cock-Rings sollen die Erektion des Glieds intensivieren und länger aufrechterhalten. Ausgehend von Schwulen-Communities gewann das Sexspielzeug in jüngerer Zeit Verbreitung. Seine Anhänger haben inzwischen unterschiedliche sexuelle Orientierung. Besonders wichtig beim Kauf ist die Auswahl der passenden Größe. Ein zu enger Penisring verursacht Schmerzen und schnürt das Gewebe zu stark ab. Ein zu großer Ring staut das Blut nicht ausreichend. Da Penisringe die Blutzirkulation stark reduzieren, dürfen sie maximal eine halbe Stunde getragen werden. Ansonsten kann es zum Absterben von Gewebe kommen.

dann versuchen Sie mal, die Rollen umzudrehen. Es geht nicht darum, sich gegenseitig zu veralbern, sondern eine andere Perspektive beim Sex einzunehmen.

»… muss die Freiheit wohl grenzenlos sein«

Sie ist Stewardess, er Passagier. Andere Passagiere haben sie genervt. Sie ist freundlich, aber ein wenig gestresst. Er ist der Charme in Person. Sie beugt sich über ihn, hat jetzt ein wenig Zeit und setzt sich auf einen Schwatz zu ihm. Weiter kann es in der Toilette gehen, im Personalraum, oder er stellt einfach nur den Sitz zurück.

»Wollen Sie auch die Stellung wechseln?«

Ein einfaches Mittel fürs Knistern kann das gegenseitige Siezen sein. Man kann es auch so halten, dass einer siezt und

?! Quiz-Frage

Kann Selbstbefriedigung schädlich sein?

a. **Nein**
b. **Bei Frauen nicht, bei Männern unter Umständen.**
c. **Laut WHO-Richtlinien gilt Selbstbefriedigung ab dreimal täglich als gesundheitlich bedenklich.**

Richtige Antwort: a) Ungeachtet vieler moralisch motivierter Schauergeschichten schadet Selbstbefriedigung dem Körper keineswegs. Auch einen Richtwert dazu, wie oft normal ist, gibt es nicht: Normal ist, so oft es Spaß macht. Das gilt für Frauen ebenso wie für Männer, und für Menschen in einer Beziehung ebenso wie für Singles. Selbstbefriedigung ist insofern empfehlenswert, als sie zum Kennenlernen des eigenen Körpers und der individuellen sexuellen Bedürfnisse beitragen kann.

einer duzt. Dazu kann man zwei Kollegen oder Nachbarn nehmen, den Chef und die Sekretärin, die Lehrerin und den Schüler, Kundin und Verkäufer ...

Stranger in the night

Wird gern genommen, wenn man ein Vorspiel außerhalb probieren möchte. Sie sitzt an der Bar. Er kann gern ein wenig warten, bis er sich zu ihr gesellt. Sie soll sich ruhig von anderen anquatschen lassen. Dann kommt er dazu. Er kann charmant sein oder dreist. Jedenfalls soll er sie als Fremde erobern und heute Nacht ins Bett kriegen. (Oder auch ins Taxi.) Sie können es auch umdrehen: Er sitzt an der Bar, und sie baggert ihn an. Viel Spaß!

Callboy und Sexhostess

Für dieses Spiel können Sie eine eigene Währung einführen – den Sextaler vielleicht (ST). Mit dem Geld können Sie sich

?! Quiz-Frage

Wobei kann die sogenannte Stop-Start-Methode (der Erregungsstopp) hilfreich sein?

a. **Männer können damit den Zeitpunkt des Samenergusses kontrollieren.**
b. **Frauen können damit zu multiplen Orgasmen gelangen.**
c. **Paare können damit ihre Sexfrequenz erhöhen.**

Richtige Antwort: a) Die Stop-Start-Methode dient insbesondere der Vermeidung von vorzeitigem Samenerguss. Die Übungen sollen dabei helfen, die eigene Erregung besser wahrnehmen und kontrollieren zu können.

wechselseitig bezahlen. Wichtig ist, dass sich der bezahlte Partner nicht würdelos vorkommt, sondern verrucht.

Die Reifeprüfung

In diesem Spiel gibt ein Teil den Unerfahrenen. Sie kann ein Au-Pair-Mädchen sein. Er in einer anderen Szene vielleicht der jungfräuliche Student im ersten Semester. Der Hausherr platzt ins Bad, als das Au-Pair-Mädchen nackt ist. Die Wirtin möchte aufräumen und betritt das Zimmer des studentischen Untermieters, als er im Bett masturbiert. Wirtin oder Hausherr weisen die andere Rolle dann in den Sex ein. Der Clou dabei ist, dass Jungfrau oder Jüngling sich wirklich unerfahren und ungeschickt anstellen.

Das war nur zur Anregung. Gestalten Sie die Ideen weiter aus, und entwickeln Sie Ihre eigenen Rollenspiele. Das werden für Sie die besten sein. Solange es beiden gefällt, geht alles.

?! Quiz-Frage

Kommen wir zum Höhepunkt: Beim Orgasmus werden in großen Mengen Hormone ausgeschüttet, die Stress abbauen und Abwehrzellen stärken helfen. Um welche Hormone handelt es sich?

a. Interferone **b. Histamine** **c. Endorphine**

Richtige Antwort: c). Beim Orgasmus werden vermehrt Endorphine freigegeben, die Glücksgefühle auslösen und Stress abbauen. Diese Glückshormone stärken zudem die Abwehrzellen und können dadurch zur Vorbeugung von Krankheiten beitragen.

Alles eine Frage der richtigen Position –

Sexstellungen

Um das Jahr 250 n. Chr. sitzt im Nordosten Indiens, am Südufer des Ganges, ein Mann namens Vatsyayana Mallanaga. Er ist Einsiedler und hat sich einem keuschen Leben verschrieben. Was mag einem da so durch den Kopf gehen? Vatsyayana Mallanaga schreibt beim keuschen Einsiedeln das bekannteste Buch der Welt über Sex und Stellungen: das *Kamasutra.*

Das Buch flößt heute noch Respekt ein. Beim Kamasutra denken wir an Verbiegung und Anstrengung. Schon der Gedanke daran treibt vielen die Schweißperlen auf die Stirn. Gehen wir es wie durchschnittlich trainierte und gelenkige Menschen an – hier kommen Stellungen für jedermann.

Sex im Sitzen

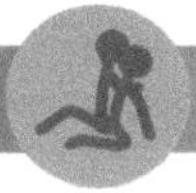

So geht's: Er sitzt aufrecht im Bett. Die Beine kann er ausstrecken, spreizen oder sich auf die Fersen hocken. Sie setzt sich auf seinen Schoß und umschlingt sein Becken mit den Schenkeln. So kann sie ihren Oberkörper an seinen ziehen. Sie

> **Zitat**
>
> *Die Frau kontrolliert ihren Sex, weil sie für Sex all das bekommt, was ihr noch wichtiger ist als Sex.*
>
> *Esther Vilar,*
> *deutsch-argentinische Schriftstellerin*

kann sich aber auch auf ihre Schienbeine hocken und kreisend auf und ab reiten.

Vorteile: Kein Problem beim Eindringen. Sie kann jederzeit regulieren, was geschieht. Beide können leicht den Kitzler stimulieren. Die Stellung bietet daher Chancen für vaginale und klitorale Orgasmen. Falls gewünscht, kann er ebenfalls bequem mit dem Finger in ihren Anus fahren. Sex im Sitzen ermöglicht viel intensiven Körperkontakt. Beide können sich direkt in die Augen schauen, Händchen halten oder Zungenküsse tauschen. Er kann ihre Brüste kneten, und beide können sich am Rücken des anderen festkrallen.

Tipps: Er kann ihre Bewegungen sehr gut mit den Händen unterstützen – Po in die Hände nehmen und Rhythmus mitgestalten. Die Frau braucht einen weichen Untergrund, wenn sie sich hinkniet. Sonst schmerzen hinterher die Knie. Sex im Sitzen eignet sich hervorragend für Erregungsstopps (siehe Sextipps) der Frau. Diese Stellung lässt sich nahezu überall ausüben. Verwandeln Sie auch andere Sitzplätze als das Bett in Ihre erotische Spielwiese.

Zitat

Der Sinn des Lebens ist es, irgendwie die Zeit zwischen zwei Orgasmen zu überbrücken.

Katie Price,
britisches Fotomodell

Stellungswechsel leicht gemacht: Sex im Sitzen ist auch deshalb so beliebt, weil man aus dieser Position leicht zu anderen Stellungen wechseln kann. Beide können sich einfach auf den Rücken legen. Das gewährleistet die Dynamik, die für fantastischen Sex wichtig ist. Sie können auch leicht aus anderen Positionen in diese Stellung wechseln. Wenn sie gerade liegt, kann sie sich einfach aufrichten. Sie drückt seinen Oberkörper von sich weg, zieht sich an seinen Schultern hoch und umschließt sein Becken mit den Beinen. Mit etwas Übung kann sein Penis dabei die ganze Zeit in ihr bleiben. Das schafft einen fließenden Übergang. Nach dem Sitzen kann er sich dann nach hinten sinken lassen.

Sex auf der Seite

So geht's: In der herkömmlichen Position liegen beide einander zugewandt auf der Seite. Ihre Beine sind leicht gespreizt. Wenn sie ein Bein anwinkelt und es über seine Hüfte schlägt, kann er problemlos in sie eindringen. Noch bequemer ist es aber, wenn er zuerst etwa in der Missionars- oder der Reiterstellung in sie eindringt und beide dann zum Sex auf der Seite wechseln.

> **Zitat**
>
> *Liebe ist die Antwort, aber während man auf sie wartet, stellt der Sex ein paar ganz gute Fragen.*
>
> WOODY ALLEN, AMERIKANISCHER REGISSEUR

Verfeinern Sie die Position: *Die erste Möglichkeit:* Löffelchen umgekehrt. Sie streckt ihre Beine in Richtung seines Kopfes aus. Er kann ihre Fesseln mit den Armen umschließen und wunderbar in sie stoßen. Die Intensität des Eindringens ist vergleichbar mit der Reiterstellung. Nur brauchen sich hier beide kaum zu bewegen, und er übt den Großteil der Kraft aus. *Die zweite Möglichkeit* erfordert etwas Gelenkigkeit bei ihr: Sie spreizt ein Bein in Richtung seines Kopfes und das andere in die andere Richtung. So wie beim Spagat. Wenn sie die Gelenkigkeit hat, sollte sie sie auch beim Sex nutzen. Viele Männer lieben es, wenn die Frau die Beine weit auseinandernimmt.

> **Zitat**
>
> *Ich frage mich, warum heute hinsichtlich der Sexualität alles so sportlich geworden ist.*
>
> HILDEGARD KNEF, SCHAUSPIELERIN, SÄNGERIN UND AUTORIN

Vorteile: Sex auf der Seite ist etwas für Paare, die es gern ein wenig faul und gemütlich haben. Die Stellung ist bequem und sehr sinnlich. Sie schafft viel Körperkontakt und geistige Nähe. Denn beide können sich gegenüberliegen, sich direkt in die Augen schauen und an den Händen halten. Sie kann dabei aktiv werden, aber sie braucht es nicht. Die Position eignet sich für alle Alters- und Gewichtsklassen und bietet ehrlichen, liebevollen und aufrichtigen Entspannungssex. In einer Nacht mit mehreren Durchgängen eignet sich Sex auf der Seite, um zwischendurch einen Gang runterzuschalten. Der Druck auf seinen Penis ist nicht sehr groß. Dadurch hält er länger durch. Für Männer mit großem Penis ist die Stellung ideal, denn der Phallus bereitet der Frau kei-

> **Zitat**
>
> *Versuchungen sollte man nachgeben. Wer weiß, ob sie wiederkommen!*
>
> OSCAR WILDE, IRISCHER SCHRIFTSTELLER

ne Schmerzen: Hier dringt das Glied nicht zu tief ein. Dem beiderseitigen Orgasmus tut das keinen Abbruch – Sex auf der Seite wird auch »der umgefallene Missionar« genannt.

Rückwärts reiten

So geht's: Er liegt auf dem Rücken. Sie setzt sich auf ihn und wendet dabei seinem Gesicht den Rücken zu oder hockt sich auf ihn. Die Hocke ist zwar nicht so bequem wie das Sitzen, aber sie hat dabei mehr Bewegungsfreiheit und kann mehr Druck auf die Eichel ausüben.

Vorteile: Diese Position hat nur Vorteile. Sie ist eine Kombination aus Reiterstellung und Sex von hinten. Rückwärts reiten ist für keinen der beiden besonders anstrengend. Der G-Punkt der Frau ist hier gut zu stimulieren, und gerade für Männer mit kleinem Penis ist die Stellung perfekt. Die Frau hat beide Hände frei. Sie kann sich leicht selbst die Klitoris streicheln. Auch Hoden und Prostata hat sie in bequemer Reichweite. Dazu braucht er nur die Beine etwas zu spreizen. Er kann beim Rückwärts-Reiten aktiv werden, braucht das aber nicht. Und er kann den Anblick ihres Pos genießen. Sie dagegen kann bestimmen, wo es langgeht. Der fehlende Blickkontakt stimuliert sehr schön das eigene Kopfkino.

> **Zitat**
>
> *Frauen können vielleicht einen Orgasmus vortäuschen. Aber Männer täuschen ganze Beziehungen vor.*
>
> *Sharon Stone, amerikanische Schauspielerin*

Tipps: Sie braucht auf jeden Fall einen weichen Untergrund für die Knie. Wechseln Sie zwischen Hocke und Sitzen. Das schafft Abwechslung. Er kann seine Hände an ihre Hüften legen und das Tempo mitbestimmen. In dieser Position lässt sich sehr gut ein Vibrator einsetzen.

Verfeinern Sie die Stellung: *Die erste Möglichkeit*: Setzen Sie sich auf die Bettkante. Seine Füße sind auf dem Boden. Er sitzt aufrecht. Nun setzt sie sich auf seinen Schoß und wendet ihm den Rücken zu. Wenn er eingedrungen ist, bleiben ihre Füße entweder auf dem Boden, oder sie winkelt die Beine an und stützt die Schienbeine aufs Bett. *Die zweite Möglichkeit*: Sie beugt sich vornüber. Dabei kann sie sich ganz leicht auf und ab bewegen. Allerdings sollte er sie ein wenig festhalten. Sie soll ja nicht vornüberkippen. Er kann einfach ihre Brust umfassen und kneten.

Zitat

Für eine Frau gibt es wichtigere Dinge als einen Orgasmus, zum Beispiel den Kauf von einem Paar auberginefarbenen Lackstiefelchen.

Esther Vilar,
deutsch-argentinische Schriftstellerin

Sex von hinten im Liegen

So geht's: Sex von hinten im Liegen ist eine abgewandelte Form des Doggy-Style. Bevor Sie die Position einnehmen, gehen Sie beim Eindringen am besten kurz in diese Hündchenstellung. Dabei kniet sie vor ihm auf allen vieren. Er dringt kniend von hinten in sie ein. Passen Sie auf, dass sie bereits ausreichend feucht ist. Es ist für ihn in dieser Stellung verlockend, gleich zu Beginn kräftig zuzustoßen. Nun können sich beide niedersinken lassen. Auf den Bauch. Ob sie die Beine jetzt ausstreckt oder anwinkelt – ein Kissen unter dem Becken hilft. Der Penis kommt dann besser raus und rein, und der Winkel ist gut für den G-Punkt.

Vorteile: Sex von hinten im Liegen ist für beide besonders intensiv und reizvoll. Sie spürt sein komplettes Gewicht auf ihrem Körper. Das kann allein schon sehr anregend sein. Sie kann nicht kontrollieren, was er macht. Er bestimmt hier über Geschwindigkeit, Dauer und Tiefe der Penetration. Beide Rollen sind verführerisch. Er spürt beim Stoßen ihre Pobacken, was bei vielen Männern sehr beliebt ist.

> **Zitat**
>
> *Das Schlimmste, was einem Mann passieren kann, ist ein gespielter Orgasmus.*
>
> *Michael Douglas, amerikanischer Schauspieler*

Tipps: Wenn Sie kurz vor dem Orgasmus stehen, können Sie die Beine schließen und den Po fest anspannen. Das intensiviert meist noch den Orgasmus. Sie kann bequem ihre Vagina streicheln, noch leichter als in der Hündchenstellung, wo sie sich abstützen muss. Sie kann sich das Kissen auch unter die Brust schieben. Dadurch fällt der Kopf ein wenig nach unten. Das Blut, das dabei in den Kopf strömt, verstärkt den Orgasmus. Er kann ihre Ohren, den Rücken und den Nacken liebkosen. Wenn sie den Kopf dreht, können sogar die Lippen der beiden miteinander spielen. Als Überraschung kann er sich beim Eindringen zurückziehen und sie ausgiebig von hinten lecken.

> **Zitat**
>
> *Das schönste an Kindern ist doch die Nacht, da wir sie der lieben Frau gemacht.*
>
> *JOHANN WOLFGANG VON GOETHE, DEUTSCHER DICHTER*

Verfeinern Sie die Stellung: *Die erste Möglichkeit:* Hier legt er sich nicht auf sie, sondern hockt sich dahinter. Ihr Becken liegt am besten auf einem Kissen. Er kann ihre Hüften immer wieder an sich ziehen oder einfach so in sie stoßen. Gerade in dieser Stellung sollte er beim Stoßen das Becken kreisen lassen. *Die zweite Möglichkeit:* Sie spreizt ihre Beine und legt sie auf seine Oberschenkel. Er sollte dabei ihre Schenkel festhalten. Dazu kann er sich auch hinknien.

Doggy-Style/Hündchenstellung

> **Zitat**
>
> *Die Fantasie der Männer ist die beste Waffe der Frau.*
>
> *SOPHIA LOREN, FILMSTAR*

So geht's: Er kniet sich hinter sie. Sie geht auf alle viere und spreizt leicht die Beine. Er dringt von hinten in sie ein. Er ist der aktive Teil und kann so intensiv und schnell stoßen, wie er möchte. Sie ist weitgehend passiv. Hier hat sie die Gelegenheit, sich selbst zu verwöhnen, etwa sich am Kitzler zu streicheln.

Vorteile: Er fühlt beim Stoßen ihren Po und hat einen schönen Blick auf ihren Rücken. Doggy-Style ermöglicht es, ohne viel Kraftaufwand lange und ausdauernde tiefe Stöße zu verteilen und zu empfangen. Er kann ihre Brüste kneten oder ihr Gesäß. Auch die Klitoris kann er streicheln. Er kann sie also nicht nur mit dem Penis stimulieren, sondern auch auf viele weitere Arten. Schon der Anblick ihres Beckens in einladender Position ist für ihn sehr erregend. In dieser Position dringt er tief in sie ein. Doggy-Style eignet sich also gut für Männer mit kleinem Penis. Dabei kann sie ihm zuschauen und seinen Hoden beim Zustoßen beobachten. In dieser Stellung kann man den G-Punkt der Frau maximal stimulieren.

> **Zitat**
>
> *Wenn Maultiere stoßen, richten sie sich nach keiner Regel.*
>
> *Sprichwort aus den USA*

Aus passiv wird aktiv: Sie kann aber auch den aktiven Part übernehmen. Er braucht dazu nur stillzuhalten. Sie bewegt ihr Becken kraftvoll vor und zurück. Damit kann sie unter anderem verhindern, dass er zu tief in sie eindringt und ihr wehtut. Kommunikation und Aufeinander-Eingehen sind auch hier wieder das A und O.

Zurück zum Ursprung: Doggy-Stye wird auch »a tergo« genannt. Es ist eine der ursprünglichsten Stellungen. Darum finden einige Menschen diese Position abstoßend. Es sei erniedrigend oder würdelos, es so zu machen wie die Tiere. Das ist Geschmackssache. Gerade das Animalische und

Triebhafte kann besonders geil sein. Das ist bei der Missionarsstellung auch nicht anders. Doggy-Style kann eine Abwechslung zwischen gefühlvollen Stellungen sein, bei denen man mehr Hautkontakt hat.

Verfeinern Sie die Stellung: Sie brauchen nicht zu knien. Doggy-Style lässt sich flexibel variieren. *Die erste Möglichkeit*: Sie stellt sich leicht gebeugt vor ihn und spreizt die Beine. Am besten stützt sie sich an einer Wand ab oder legt ihren Oberkörper auf einen Tisch o. ä. Er steht hinter ihr und dringt ein. Dabei kann er gut den Winkel seines Penis verändern: in die Knie gehen, sich auf die Zehenspitzen stellen oder sein Becken kreisen lassen. *Die zweite Möglichkeit*: Sie stellt sich vor ihn, spreizt die Beine und beugt sich nach unten, bis die Hände den Boden berühren. Dazu brauchen Sie einen guten Gleichgewichtssinn. *Die dritte Möglichkeit* realisieren Sie auf einem Stuhl. Sie kniet sich auf den Sitz und hält sich an der Lehne fest. Dabei sollte sie sich gut festhalten.

Zitat

Mit Knötli im Dödli ist vögli nit mögli.

Aus der Schweiz

Reiterstellung

So geht's: Er liegt unten, sie sitzt auf ihm. Sie ist der aktive Teil, er der passive. Er kann dabei aber ihren Busen massieren und ihre Klitoris stimulieren. Dazu befeuchtet er die

Hände am besten mit Spucke und streichelt sanft den Kitzler. Er kann ihre Hand auch dorthin führen. Das führt zu Sex und gleichzeitiger Masturbation. Er kann seine Hüften natürlich mit bewegen. Dazu kann er ihre Füße unter seinen Po schieben. Er kann außerdem ihr Becken ergreifen und es hin- und herschieben. Das verschafft ihr ein echtes Rodeo-Gefühl.

Vorteile: Er lässt sich in der Reiterstellung gern verwöhnen. Sie ist eine der wenigen Positionen, bei der der Mann auch einfach gar nichts machen kann. Sie kann ihn verwöhnen und sich selbst zum Höhepunkt reiten. Sie kann sich voll und ganz gehen lassen und den Sex kontrollieren. Wichtig ist, dass sie sich bei der Reiterstellung entspannt und ihre aktive Rolle nicht als »Arbeit« ansieht. Bei dieser Stellung haben beide ständig Blickkontakt und können sich problemlos küssen. Ein Stellungswechsel ins »Rückwärts reiten« fällt leicht.

Zitat

Eine Satire der Vorsehung: Wir können den Liebesakt nur mit den Organen der Ausscheidung verrichten.

CHARLES BAUDELAIRE,
FRANZÖSISCHER DICHTER

Tipps: Viele Frauen machen das zwar automatisch, aber trotzdem: Lassen Sie die Hüfte kreisen! Nicht nur rauf und runter, auch zur Seite. Das intensiviert den Sex. Er kann sich auch gut mit dem Rücken an die Wand lehnen. Sie sitzt dann mit gespreizten Beinen auf seinem Schoß. So haben beide mehr Bewegungsfreiheit. Sie sollte ab und zu innehalten (Erregungsstopp). Dabei kann sie so tief wie möglich nach unten drücken, sodass der Penis ganz tief eindringt. Anstrengend, aber effektiv: Sie setzt sich nicht ganz, sondern hockt sich über ihn. Ihn erregt das optisch, und sie kann einfacher reiten. Aber auch im Sitzen kann er mitmachen und ihr Becken gerade dann anheben, wenn sie nach unten drückt.

Löffelchen

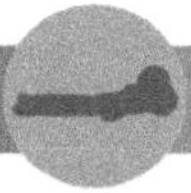

So geht's: Er und sie liegen wie zwei Löffel in einer Schublade hintereinander im Bett. Er dringt von hinten in sie ein. Dabei kann er sie umfassen und ihre Brüste massieren. Auch ihren Kitzler. Der Penis steht in gutem Winkel zum G-Punkt.

Vorteile: Beide können sich am ganzen Körper spüren. Die Position ist romantisch. Obwohl es Sex von hinten ist, hat Löffelchen nichts »Anstößiges«. Beide sind vollkommen gleichberechtigt. Keiner braucht das Gewicht des anderen zu tragen. Er hat beide Hände frei, um sie zu verwöhnen. Last but not least: Löffelchen passt perfekt in der Schwangerschaft. Der Bauch stört nicht.

Zitat

Ich habe versucht, ohne Alkohol und Sex zu leben. Es war die schlimmste Viertelstunde meines Lebens.

Klospruch

Tipps: Löffelchen ist nicht anstrengend. Schließlich liegen beide entspannt nebeneinander. Falls es Probleme beim Eindringen geben sollte: Sie braucht sich nicht dicht an ihn zu schmiegen, sondern kann sich weiter vorbeugen (Buckelstellung). Sie kann ihren Po weit rausstrecken und das obere Bein anheben. Sie kann es auch auf seine Beine stützen, oder er hält es fest. Außerdem kann er etwas weiter nach unten rutschen, sodass sein Penis nicht mehr in Höhe der Pobacken ist.

Verfeinern Sie die Stellung: Der einzige Nachteil beim Standard-Löffelchen ist, dass man sich dabei nicht in die Augen schauen kann. Das lässt sich aber ändern. Dazu bleibt er wie gehabt liegen. Sie dreht sich ein bisschen. Wenn er eindringt, liegt sie auf dem Rücken und schlägt die Beine über seine Hüften. Sie kann ihre Beine dabei auch spreizen. Einfacher ist es, wenn er seinen Penis kurz herauszieht, bevor die neue Stellung eingenommen ist.

> **Zitat**
>
> *Wenn du dich immer an die Regeln hältst, verpasst du eine Menge Spaß.*
>
> *Katharine Hepburn, Filmstar*

69er-Stellung

So geht's: Die 69er ist Oralsex. Oralsex vom Feinsten. Denn sie befriedigt beide Seiten. Der Name 69 ist Programm. Die 6 verwöhnt die 9 oral und umgekehrt. Eine Seite liegt auf dem Rücken, die andere vergräbt den Mund zwischen den Schenkeln des Partners und hat ihr Becken über seinem Gesicht. Üblicherweise ist sie dabei oben. Sie können es aber ebenso gut umdrehen. Dann kann er von oben sein Becken bewegen, während sie seinen Penis im Mund hat.

Part of the game: Normalerweise ist die 69er nur eine von mehreren Episoden beim Sex. Sie kann sich ganz ungezwungen ergeben. Wenn sie ihm sonst einfach einen bläst, kann sie sich umdrehen und die Knie zu beiden Seiten seiner Brust ablegen. Dabei kann ihr Becken sich dann seinem Gesicht nähern. Er sollte ihre Schamlippen mit der Zunge leicht erreichen können, um keinen steifen Nacken zu bekommen. Dann kann er sie nach Herzenslust lecken und mit der Zunge in sie eindringen. Auch die Finger sind noch zur Stimulation da. Sie liebkost dabei seinen Penis.

> **Zitat**
>
> *Weibliche Nacktheit muss man den Männern mit dem Teelöffel geben, nicht mit der Schöpfkelle.*
>
> *Coco Chanel, französische Modeschöpferin*

Vorteile: Man kann hier auf Kondome verzichten, wenn man sich sicher ist, dass der andere keine ansteckenden Krankheiten hat. Schwanger werden kann man bei der 69er jedenfalls nicht. Der Reiz der Position liegt für beide Seiten darin, dass sie die Positionen der normalen Fellatio und des üblichen Cunnilingus verändert: Man sieht das Geschlechtsteil des anderen aus neuer Perspektive. Das sorgt für Abwechslung und macht den Sex aufregender. Die 69er ermöglicht es, dass beide gleichzeitig oral erregen und erregt werden. Dabei kann man auch gemeinsam kommen.

> **Zitat**
>
> *Alle Männer haben nur zwei Dinge im Sinn. Geld ist das andere.*
>
> *Jeanne Moreau, französische Schauspielerin*

Tipps: Was sonst schon wichtig ist beim Sex, wird hier noch wichtiger: Eine gesunde Hygiene, gerade im Analbereich. Wenn er unten liegt, stößt er geradezu mit der Nase an ihren Anus. Das ist manchen Frauen noch unangenehmer als Männern. Bei anständiger Sauberkeit wird jedoch beiden Seiten das Wasser im Mund zusammenlaufen. Dann sind sogar intensivere Orgasmen möglich als beim Kopulieren. Das liegt daran, dass beides erregend und prickelnd ist: Lecken/blasen und Geleckt/geblasen-werden.

Missionarsstellung

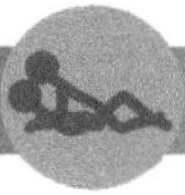

So geht's: Das kennt jeder – sie liegt auf dem Rücken und spreizt die Beine. Er legt sich auf sie und dringt in sie ein. Diese Position ist der Klassiker unter den Sexstellungen. (Es geht das Gerücht, die Missionarsstellung trage ihren Namen, weil Missionare in der Kolonialzeit den Afrikanern und Nordamerikanern angeblich gezeigt hätten, dass Sex nicht nur von hinten, sondern auch von vorn möglich sei.)

Zitat

Männer – man kann nicht mit ihnen leben, aber ohne sie funktionieren viele Stellungen nicht.

PAMELA ANDERSON, SCHAUSPIELERIN

Vorteile: Die Missionarsstellung ist nicht sehr anstrengend. Sie ist auch für Menschen geeignet, die nicht besonders gelenkig sind. Beide haben hier viel Körperkontakt miteinander. Er und sie können richtig schön miteinander kuscheln und dazu noch heiße, leidenschaftliche Küsse austauschen. Man kann sich direkt in die Augen schauen und einander umklammern. Wenn gewünscht, kann sie ihre Fingernägel in seinem Rücken vergraben.

> **Zitat**
>
> *Sex ist sehr unkompliziert, wenn man von keinem Komplex, sondern von einem Bedürfnis geleitet wird.*
>
> GEORGES SIMENON, BELGISCHER SCHRIFTSTELLER

Verfeinern Sie die Stellung: Die Missionarsstellung hat einen Ruf als bieder, einfallslos und langweilig. Das mag daran liegen, dass sie so verbreitet ist. Und bei unkreativem Sex ist es über Jahre hinweg die Hauptposition oder gar die einzige. Das liegt aber nicht an der Stellung, sondern an ihrem Gebrauch. Peppen Sie den Missionar mit Fantasie auf! Ein erster Schritt dazu ist, dass sie mit den Beinen seine Hüften umschlingt. Damit kann sie ihn regelrecht in sich hineinziehen. Es fühlt sich großartig an, die Lendenwärme des anderen so nah zu spüren. Sie kann auch die Beine anwinkeln und die Füße abstellen. Dadurch kann sie ihr Becken bewegen, wie es ihr gefällt. Es spricht aber auch nichts dagegen, die Füße in die Höhe zu strecken.

Und dann gibt es noch den Missionar 2.0 – den Perlentaucher. Er ist eine von 529 Positionen im Kamasutra. Beim Perlentaucher wird auch die Klitoris stimuliert, was sonst beim Missionar nicht der Fall ist. Es geht ganz einfach: Wenn er eingedrungen ist, schließt sie die Beine. Seine Beine liegen jetzt außen. Sie kann auch noch ihre Fesseln ineinander verschränken und Po und Oberschenkel anspannen. Das intensiviert das Gefühl noch. Jetzt ist der Druck des Penis auf die Vagina merklich erhöht. Er gleitet von weiter oben in sie und streift dabei ihren Kitzler. Gleichzeitig wird sie dadurch für ihn enger; er fühlt sich fester umschlossen. Sie kann den Takt vorgeben, wenn sie ihm die Hände auf den Po legt und ihn dirigiert.

Sex im Stehen

So geht's: Das Prinzip ist simpel – er steht vor ihr oder hinter ihr und dringt in sie ein. Die Stellung bietet sich an, wenn er etwas kleiner ist als sie. Dann braucht sie sich nicht auf die Zehenspitzen zu stellen. Normalerweise ist er aber größer als sie. Dann kann sie sich auf einen Barhocker oder einen hohen Tisch setzen. Dabei stehen zwar nicht mehr beide, aber es geht ja auch nicht um dogmatische Einordnung. Er kann nun bequem frontal in sie eindringen.

Zitat

Der sichere Weg zur Impotenz ist die eheliche Treue.

Napoleon Bonaparte, französischer Kaiser

Nicht so wichtig ist das Größenverhältnis bei Sex im Stehen von hinten. Das ist auch weniger anstrengend. Sie kann sich an der Wand abstützen, und er hat dabei einen guten Winkel auf ihren G-Punkt. Besonders intensiv wird es, wenn sie sich nach unten beugt und mit den Händen ihre Waden umfasst. Das ist dann zwar schon wieder anstrengend, und sie muss dazu gelenkig sein – aber es macht auf jeden Fall viel Spaß!

Vorteile: Beide können sich anschauen (meist frivol), und vor allem begibt man sich endlich einmal aus dem Bett raus. Das gestaltet das Liebesleben interessanter und aufregender. Außerdem kann man Sex im Stehen wundervoll Oralsex im Stehen vorausschicken. Das ist hin und wieder sehr erfrischend und erregend.

> **Zitat**
>
> *Frauen: ein liebliches Geheimnis, nur verhüllt nicht verschlossen.*
>
> *NOVALIS, DEUTSCHER DICHTER*

Schöner schwitzen: Es gibt noch eine andere Möglichkeit für Sex im Stehen. Die erfordert allerdings eine Menge Kraft. Sie muss sich dazu irgendwo abstützen, wenn er in sie eindringt. Dann umschlingt sie ihn mit den Beinen, und er hebt sie hoch. Das ist zwar für beide recht anstrengend, aber wer schwitzt nicht gern schon mal beim Sex? Frischer Schweiß ist äußerst sinnlich und erotisch. Die Körper gleiten ganz anders aneinander, und die Hände glitschen so schön über die Haut des anderen.

Spiel mit mir –

Sextoys

66 Prozent der Männer und 58 Prozent der Frauen besitzen heute mehr als ein Sexspielzeug, laut einer Umfrage des Marktforschungsinstituts Ipsos. Dildos gibt es seit mehreren Tausend Jahren. Sie finden sich bereits auf Abbildungen aus der Antike. Heute benutzen viele Menschen Vibratoren, Liebeskugeln, Gleitgel usw. In Sexshops, im Erotikversand und im Internet erhält man alles, was das Herz begehrt.

Ich knüpfe an den Schlusssatz zu den Rollenspielen an: »Solange es beiden gefällt, geht alles.« Nicht jedes Sextoy ist für sie und ihn passend. Aber solange Sie Rücksicht auf Ihren Partner nehmen, kann Sexspielzeug für beide viel Spaß bringen. Nehmen Sie nur nicht alles für bare Münze, was die Werbung verspricht. Die Hersteller preisen ihre Produkte genauso an, wie sonst in der Wirtschaft auch.

Ein Wort noch vorweg: *Öko-Test* hat im April 2012 Sextoys getestet und auf Schadstoffe untersucht. Nur zwei von 22 Produkten waren uneingeschränkt zu empfehlen. Selbst bei teuren Marken fanden sich Schadstoffe wie DBT (Dibutylzinn), der als fortpflanzungsgefährdend und fruchtschädi-

?! Quiz-Frage

Wie viele Spermien produziert ein Mann am Tag?

a. **104 Millionen** b. **140 Millionen** c. **410 Millionen**

Richtige Antwort: a) 104 Millionen.

gend eingestuft ist. Achten Sie auf alle Fälle bei den Spielzeugen auf Sauberkeit und Hygiene. Kondome und Gleitgel schützen vor Schmerzen, Reizungen und Verletzungen. Gleitgel ist besonders im Analbereich wichtig.

Dildo und Vibrator

Der Dildo ist ein Penisersatz. Ein Vibrator ist ein Dildo mit Batterie. (Es gibt auch welche mit USB-Anschluss.) Beide gibt es in zahlreichen Modellen: in unterschiedlichen Formen und Größen, aus verschiedenen Materialien (Glas, Kunststoff, Metall) und mit verschiedenen Zusatzfunktionen. Einige Dildos lassen sich aufpumpen. Oder sie verändern ihre Größe beim Einfüllen von Wasser. Andere Utensilien kann man nachrüsten – mit Aufsätzen, die gezielt die Klitoris stimulieren oder die gleichzeitig vaginal, klitoral und anal stimulieren.

?/ Quiz-Frage

Wie viele Kilokalorien verbraucht man bei einmal Sex mit Orgasmus?

a. 150 b. 225 b. 450

Richtige Antwort: b) 225 Kilokalorien.

Vibratoren erlauben es oft, die Intensität der Vibration individuell anzupassen. Frauen verwenden Vibratoren meist zur Stimulation der Vulva (des äußeren Geschlechts), wie der Klitoris. Besonders luststeigernd sind Dildos, die Flüssigkeit aufsaugen und sie ähnlich der Ejakulation wieder abgeben. Diesen Effekt können Sie noch verstärken, wenn Sie den Dildo oder Vibrator kühlen oder erwärmen. (Nicht zu stark! Das wäre schlecht fürs Gewebe.)

Analdildos

In Hülle und Fülle gibt es Toys, die speziell für den Anus modelliert sind. Sie sind meist etwas kleiner als Dildos für die Vagina. Achten Sie jedenfalls darauf, dass ein Ende verdickt ist. Viele »normale« Dildos kann der Darm völlig aufnehmen. Da hilft dann nur noch der Arzt. Ganz putzig sind Analdildos mit Standfuß und Saugnapf. Man kann sie auf jeder glatten Fläche anbringen. Etwa in der Badewanne, aber auch an Schrankwänden oder am Türrahmen.

Liebeskugeln gibt es auch für ihn – als Analstimulatoren in Kettenform. Die aufgereihten Kugeln führt man anal ein und entfernt sie dann Stück für Stück. Das kann den Orgasmus verstärken. Außerdem erleichtert es die direkte Stimulation der Prostata, des männlichen G-Punktes. Manche kombinieren Analdildos mit Hoden- und Penisschlingen (s. u.), um die Erektion zu verstärken. Analdildos gibt es auch mit Motor.

> **Achtung**
>
> Lassen Sie um Himmels willen die Finger von Gurken, Karotten, Flaschen und Dosen aller Art und Form! Ach ja, und auch von Staubsaugern und was einem sonst noch Possierliches einfällt. Es sei denn, Sie wollen unbedingt das Personal Ihrer örtlichen Notaufnahme erheitern.

Quiz-Frage

Wie viele deutsche Mädchen zwischen 14 und 17 Jahren hatten bereits Sex?

a. **19 Prozent** b. **25 Prozent** c. **38 Prozent**

Richtige Antwort: c) 38 Prozent.

Liebeskugeln für sie

Liebeskugeln führt man in die Scheide ein. Dort vibrieren sie bei jeder Bewegung. Dadurch entsteht ein erhöhtes Lustgefühl. Die Idee stammt aus Japan. Dort trugen die Frauen sie im Alltag. Damals waren die Kugeln aus Metall. Heute sind sie meist aus Kunststoff. Liebeskugeln reichen für gewöhnlich allein nicht aus, um einen Orgasmus hervorzurufen. Sie steigern aber die Lustempfindlichkeit. Besondere Kugeln sind zur Stärkung der Muskulatur im Beckenboden gedacht. Diese Stärkung kann die Orgasmen intensivieren.

Fesselspiele

Fesselspiele erfreuen sich zunehmender Beliebtheit. Wir kommen hier in einen Bereich, in dem Vertrauen und Verantwortung besonders wichtig werden. Wenn Sie sich von Ihrem Partner fesseln lassen oder umgekehrt, dann muss sich der andere Teil dieses Vertrauens würdig erweisen. Man überlässt den Partner dann natürlich nicht sich selbst und verlässt das

Zimmer. Und selbstverständlich ist der Gefesselte unverzüglich nach dem Sex zu befreien, erst recht wenn er es wünscht. Wer Fesselspiele erst einmal ausprobieren will, kann es mit Schals und Tüchern versuchen. Es gibt aber auch Einsteigersets im Erotikhandel. Die Fesseln sind für gewöhnlich weich, wenn die Utensilien nicht nur für die SM-Szene gedacht sind, und viele »Handschellen« schließen mit Klettverschlüssen. Nehmen Sie zum Fesseln nichts, was in die Haut schneiden kann oder sie abschnürt. Die Fesseln dürfen auch nie den Blutkreislauf unterbrechen.

Achtung

Seile, Gürtel und Tücher finden auch Verwendung bei der autoerotischen Asphyxiation (Atemkontrolle). Dabei stranguliert man sich oder schneidet sich die Luftzufuhr ab. Der Sauerstoffentzug im Gehirn führt zu einer intensiveren sexuellen Stimulation. Er wird in der »Szene« auch »Breathplay oder »Edgeplay« genannt. LASSEN SIE DAVON UM GOTTES WILLEN DIE FINGER! ES IST LEBENSGEFÄHRLICH.

Gleitmittel

Gleitmittel dienen in erster Linie dazu, fehlende Feuchtigkeit in der Scheide auszugleichen. Beim Analverkehr erhöhen sie die Gleitfähigkeit und minimieren das Ver-

Achtung

Nehmen Sie keine Baby- oder Massageöle als Ersatz für die teureren Gleitcremes, wenn Sie Kondome verwenden. Die Öle können Kondome auflösen.

letzungsrisiko. Im Handel finden Sie ein breites Angebot an unterschiedlichsten Produkten. Achten Sie darauf, dass das Gleitmittel wasserlöslich und pH-neutral ist. Wenn Sie gleichzeitig Kondome benutzen, darf das Gleitmittel diese auf keinen Fall beschädigen.

Brustwarzen-Stimulatoren

Bei Frauen und Männern sind die Brustwarzen erogene Zonen. Aufgerichtete Brustwarzen können die Fantasie anregen und die Erregung steigern. Dazu gibt es Hilfsmittel in Hülle und Fülle. Beispielsweise kleine Saugnäpfe. Man kann sie allein oder gemeinsam verwenden. Oder Brustwarzen-Clips. Es geht zwar – aber Sie hängen da besser nichts dran. Außer Sie sind scharf auf die Lachsalven von Oberschwester Elvira in der Notaufnahme.

Hoden- und Penisringe

Ein weites Feld. Es gibt Ringe, die beim Sex durch aufgesetzte Noppen oder Zacken gleichzeitig die Klitoris stimulieren. Ringe zum Verstellen schnüren den Penis etwas ein und verstärken damit die Erektion. Riemen zum Einschnüren des Hodens verstärken den Reiz zusätzlich. Erneut: Nicht alles, was geht, muss auch sein – man kann an diese Riemen zwar noch Gewichte hängen, und dafür wird auch geworben, aber das sollten Sie LASSEN.

?! Quiz-Frage

Wann erleben Deutsche im Durchschnitt ihr erstes Mal?

a. **mit 14,9 Jahren** b. **mit 15,4 Jahren** c. **mit 16,2 Jahren**

Richtige Antwort: c) Wobei Mädchen (15,7 Jahre) früher zur Sache kommen als ihre männlichen Altersgenossen (16,6 Jahre).

Ringe und Riemen an Penis und Hoden sind grundsätzlich okay. Passen Sie nur bitte auf, dass der Druck oder Zug nicht zu stark wird. Dann kann das Gewebe nicht mehr ausreichend durchblutet werden. Achten Sie bitte besonders darauf, dass der Ring nicht zu klein ist oder Sie ihn zu eng stellen. Die Folge klingt zuerst verlockend, ist aber schmerzhaft: eine Dauererektion (Priapismus). Wenn man die nicht sofort medizinisch behandelt, kann das die Erektionsfähigkeit dauerhaft beeinträchtigen.

Masturbatoren und Vakuumpumpen

Masturbatoren sind Imitate von Vagina oder Mund, in die man den Penis einführen kann. Raffinierte Versionen wer-

?! Quiz-Frage

Wie oft haben die Deutschen durchschnittlich im Jahr Sex?

a. **98 Mal** b. **121 Mal** c. **132 Mal**

Richtige Antwort: a) Damit liegt Deutschland im internationalen Durchschnitt. Sex-weltmeister ist Griechenland (164 Mal). Schlusslicht ist Japan (48 Mal).

den bei Gebrauch sogar feucht. Vibrationen oder Pumpen simulieren die Kontraktionen des weiblichen Beckenbodens. Vakuumpumpen versprechen eine stärkere Erektion und sollen den Penis merklich verlängern. Sie werden schon seit Jahrzehnten medizinisch bei der Behandlung von Erektionsstörungen eingesetzt. Achten Sie hier unbedingt auf Qualität. (Und erneut: Hände weg von Staubsaugern!)

?/ Quiz-Frage

Wo gehen deutsche Singles am liebsten auf Partnersuche?

a. in der Disco
b. im Internet
c. im Freundeskreis

Richtige Antwort: c)

Liebesschaukel

Eine Liebesschaukel besteht für gewöhnlich aus mehreren Kunststoff- oder Ledergurten und hängt normalerweise an vier Ketten. Sie sollte mit einem Hochleistungsdübel in einer Betondecke oder einem starken Balken befestigt sein. Es gibt aber auch Liebesschaukeln mit eigener Tragevorrichtung.
In der Schwebeposition lassen sich viele komplexe oder schnell ermüdende Stellungen bequemer ausprobieren. Sex im Stehen geht damit leicht: Er steht, sie sitzt oder liegt in der Schaukel. Er dringt in sie ein, indem er selbst stößt oder sie an den Beinen fasst und schaukelt. Zum Sex von hinten braucht sie sich nur auf den Bauch zu drehen. Es können auch beide schaukeln. Das schafft mehr Intimität. Dazu setzt

sie sich auf ihn, das Gesicht ihm zugewandt. Umschlingen Sie sich eng und schwingen Sie in sanften Bewegungen. Genießen Sie die Nähe und den intimen Augenkontakt.
Beim Oralsex sitzt er in der Schaukel, und sie kniet oder sitzt vor ihm. Dann schwingt sie ihn hin und her. Das funktioniert genauso, wenn sie in der Schaukel liegt und er vor ihr kniet oder sitzt. Oralsex hat auf diese Weise für beide eine bequeme Position und kommt ohne ermüdende Kopfbewegungen aus.

?! Quiz-Frage

Mal abgesehen vom Schlafzimmer: Wo lieben sich die Deutschen am häufigsten?

a. im Bad   b. im Auto   c. in der freien Natur

(Richtige Antwort: a)

Maithuna für Dummies –

Tantrasex

Ja, liebe Tantra-Anhänger, ich weiß: Tantra bezieht sich auf viel mehr als Sex. »Tantra« ist Sanskrit. Für gewöhnlich übersetzt man es mit »Zusammenhang, Kontinuum, Gewebe«. Andere nennen Bedeutungen wie »Erweiterung des Bewusstseins«. Jedenfalls ist Tantra eine Strömung der indischen Philosophie und Religion und ziemlich alt: in den Ursprüngen aus dem 2. Jahrhundert.

Ein Element des Tantra ist Maithuna, der ritualisierte Sex. Und daraus kann man manches für seinen eigenen Sex lernen. Auch wenn man weder Hindu noch Buddhist ist. Tantrasex hat übrigens nichts mit dem Kamasutra zu tun. Ich möchte Ihnen hier nur ein paar Anregungen geben. Tantrasex ist zu umfassend für eine kurze Darstellung. Vielleicht bekommen Sie nach dem Reinschnuppern ja Lust auf mehr.

?! Quiz-Frage

Zu welcher Uhrzeit ist die Konzentration unserer Sexualhormone am höchsten?

a. **8 bis 9 Uhr** b. **13 bis 14 Uhr** c. **21 bis 22 Uhr**

(Richtige Antwort: a)

Begriffe aus dem Tantra(-sex)

Kurz zusammengefasst zählt beim Tantrasex eher der Weg als das Ziel. Im Überblick sehen Sie wichtige Begriffe aus dem Tantrasex:

Ausdehnung

Im Tantra versucht man, alles in seinem Leben anzuerkennen und zu akzeptieren. Man will sein Bewusstsein ausdehnen, um zu allumfassender Liebe zu gelangen.

Befreiung

Dieser Begriff steckt beim Tantra in der Silbe »-tra«. Man möchte den Sex nicht einschränken, sondern ihn befreien und das Bewusstsein für Sex fördern.

Chakra

Chakren sind im Tantra Energiezentren des Körpers, darunter sieben Hauptchakren. Sie liegen entlang der Wirbelsäule und regulieren den Energiefluss im Körper.

Energiestrom

Den weiblichen Energiestrom nennt das Tantra »Ida«, den männlichen »Pingala«.

Erotik

Das Tantra verehrt den menschlichen Körper als »Tempel des Göttlichen«. Sex und Erotik als Begegnung zweier Körper sind hier etwas Heiliges. Tantriker erleben Erotik bewusst und zelebrieren sie.

Gewebe

Eine Übersetzung von »Tantra« (siehe oben). Die tantrische Praxis will das Gewebe erneuern und verändern. Gewebe in

?! Quiz-Frage

Wie viel Prozent der deutschen Männer haben schon mal einen Orgasmus vorgetäuscht?

a. **14 Prozent** b. **26 Prozent** c. **33 Prozent**

Richtige Antwort: c) Ob man's glaubt oder nicht: Ein Drittel der Männer hat schon einmal einen Orgasmus vorgetäuscht.

diesem Sinn ist ein Feld, das nach Tantra-Lehre im Körper und um ihn existiert. Es besteht aus Emotionen (gespeicherten, alten Gefühlen), Erinnerungen (gespeicherten, alten Gedanken), Gefühlen (dem spontanen Ausdruck der Energie) und »stillem Geist oder stillem Sein« (dem spontanen Ausdruck dessen, was in uns verborgen schien).

Indien

Hier entstand Tantra. Die Wurzeln liegen im 2. Jahrhundert. In voller Ausprägung als Lehre gibt es Tantra etwa seit dem 7./8. Jahrhundert.

Kundalini

Die Lebensenergie, die der Mensch in sich trägt.

Lingam

Der Penis im Tantra.

Lingam-Massage

Massagen haben im Tantra eine große Bedeutung. Die Lingam-Massage soll sexuelle Energie erzeugen und Körper und Geist anregen.

Maithuna

Der ritualisierte Geschlechtsakt. Vor dem Sex finden eine spezielle Reinigung (s. u.) und Meditation statt. Maithuna wird als eines der fünf M verehrt, der Panca-Makara: Madya (Wein), Maithuna (ritualisierter Sex) Mamsa (Fleisch), Matsya (Fisch) und Mudra (getrocknete Körner).

Massage

Die Massage bezieht beim Tantrasex den gesamten Körper mit ein und zielt auf die vollkommene Entspannung des Partners. Sie dauert mindestens eineinhalb Stunden in völliger Ruhe. Man beginnt etwa an den Füßen und massiert jede Körperstelle sanft und ausdauernd. Für eine tiefe Entspannung werden auch Prostata, Penis und Vagina massiert.

?! Quiz-Frage

In welchem Alter sind Männer und Frauen sexuell am aktivsten?

a. **Männer mit 21, Frauen mit 19**

b. **Männer mit 22, Frauen mit 24**

c. **Männer mit 18, Frauen mit 28**

Richtige Antwort: c) Zumindest was den Hormonhaushalt beider Geschlechter betrifft.

?! Quiz-Frage

Wie oft wird bei einem Orgasmus durchschnittlich pro Minute ein- und ausgeatmet?

a. **30 Mal** b. **40 Mal** c. **50 Mal**

(Richtige Antwort: b)

Pranayama

Atemübungen, die auch beim Yoga durchgeführt werden. Der Körper soll mit ihnen mehr Energie aufnehmen.

Reinigung

Zur Reinigung gehören Körper- und Atemübungen sowie richtige Ernährung. Der Körper kann dadurch besser Energie aufnehmen und umwandeln.

Religion

Tantra hat seine Wurzeln im Hinduismus und im Buddhismus.

Sanskrit

Eine alt-indische Sprache, aus der die Begriffe im Tantra stammen.

Tantra

Es vereinigt Lust und Disziplin. Es verbindet Körper, Geist und Sinne. Die Lehre umfasst viele Techniken, Rituale und Meditationen (z. B. Yoga, Massagetechniken, Atemübungen). Damit soll der Mensch seine verborgenen Potenziale freisetzen und zu Selbstverwirklichung und Erleuchtung gelangen.

Yin und Yang

In diesem Sinn die Flexibilität zwischen dynamischem Gestalten und entspanntem Geschehenlassen.

Yoni

Die Vagina.

Yoni-Massage

Die Frau soll sich hier vollkommen fallen lassen, ohne Druck und Zwang eines Orgasmus. Sie soll ihren Körper kennenlernen und sich öffnen. Dabei erzeugt sie nach dieser Lehre sexuelle Energie.

?! Quiz-Frage

Wie lang ist die Durchschnittsgröße eines erigierten Penis in Deutschland?

a. **15,24 Zentimeter** b. **18,35 Zentimeter** c. **20,01 Zentimeter**

(Richtige Antwort: a)

Zusammenhang

Eine weitere Übersetzung von »Tantra«. Tantra will alle Aspekte des Lebens einbeziehen und sie in einem zusammengehörigen Prozess sehen.

Ein paar Übungen zum Tantrasex

Die folgenden Übungen sind nur Schnipsel aus dem Tantrasex. Vielleicht machen sie Ihnen aber Appetit:

Das Vorbereitungsritual

Das Vorspiel dient im Tantra dazu, die Begierde der Partner auf eine gemeinsame Ebene zu bringen und Intimität und Nähe zu schaffen. Die Partner sollen zu einer Einheit werden. Sie sollen in Stimmung kommen, sich komplett fallen lassen, um erst am Schluss den Höhepunkt zu erreichen. Eine Übung aus dem Pranayama (s. o.) heißt »Bambusflöte spielen«.

Stellen Sie sich vor, dass in Ihrer Körpermitte ein hohler Tunnel verläuft, der einer Bambusflöte gleicht. Legen Sie sich

?! Quiz-Frage

Wie viele Männer geben zu, ständig nur an das Eine zu denken?

a. **18 Prozent** b. **23 Prozent** c. **41 Prozent**

Richtige Antwort: b) 23 Prozent der Männer geben zu, ständig Sexfantasien zu haben.

hin. Ich weiß, dass das zuerst sonderbar klingt, aber: Stellen Sie sich jetzt vor, dass Sie durch Ihre Genitalien einatmen. Saugen Sie den Atem von dort hoch bis zum Kopf und schicken ihn dann wieder hinab. Machen Sie das fünf Minuten lang, um die sexuelle Energie im Körper zu verteilen.

?! Quiz-Frage

In welchem Bundesland geht es am häufigsten zur Sache?

a. **in Bayern**
b. **in Berlin**
c. **in Thüringen**

Richtige Antwort: b) Die Berliner haben am meisten Sex in Deutschland. Ganze 120 Mal im Jahr.

Beziehen Sie die anderen vier M ein

Stimmen Sie sich beim Essen auf den Sex ein. Denken Sie an die anderen vier M: Wein, Fleisch, Fisch und getrocknete Körner. Halten Sie sich nicht dogmatisch an diesen Zutaten fest. Schaffen Sie aber zum Essen eine entspannte Atmosphäre, einen romantischen Abend. Stellen Sie Telefon und Fernsehen ab. Zünden Sie Kerzen an. Schauen Sie Ihrem Partner in die Augen. Stellen Sie die Verbindung her.

Danach können Sie sich langsam ausziehen. Halten Sie dabei den Blickkontakt. Dann verwöhnen Sie einander mit sinnlichen Massagen, nehmen gemeinsam ein Bad oder liegen einfach Arm in Arm da. Spüren Sie den Körper des anderen. Lassen Sie Ruhe einkehren. Das schafft Raum für ausgedehnten Sex. Nehmen Sie sich sehr viel Zeit für Zärtlichkeit. Es geht zumindest in diesem Moment nicht um rasante Orgasmen.

Schöner und länger eindringen

Halten Sie den Sex so lange wie möglich auf einem hohen Lustniveau. Für ihn empfiehlt sich dazu, den Penis nach einigen tiefen Stößen in der Vagina verweilen zu lassen. Dies ähnelt den Erregungsstopps, die ich bei den Sextipps und den Stellungen angesprochen habe. Ihre Erregung wächst mit jedem Stoßintervall. Sie bleibt in einer Erwartungshaltung. Sein Stehvermögen steigert sich von Mal zu Mal. Am besten variiert er die Anzahl, Tiefe und Stärke seiner Stöße. Er sollte mal länger, mal kürzer innehalten, bevor er neu ansetzt. Das erregt beide, sie und ihn.

Das Beste zum Schluss:

Der Geheimtipp

So. Wissen Sie jetzt, wie Sie fantastischen Sex haben? Wie Sie Ihren Partner um den Verstand bringen? Ich habe Ihnen eine Reihe von Tipps gegeben. Das Wichtigste aber wiederhole ich noch einmal zum Schluss: Sex ist Praxis, nicht Theorie. Sex entsteht unter lebenden Menschen. Menschen, die individuell sind. Die verschiedene Bedürfnisse haben. Wenn Menschen ihre Vorstellungen beim Sex vereinen können, führt das zur Explosion! Das ist fantastischer Sex. Darum wieder einmal die goldenen Regeln:

1. Gehen Sie aufeinander ein.
2. Gehen Sie aufeinander ein.
3. Gehen Sie aufeinander ein.

Bringen Sie Ihren Partner um den Verstand, und lassen Sie dasselbe mit sich tun. Dieser Ratgeber gibt Ihnen Anregungen und Tipps dazu. Erfüllen Sie sie mit Leben! Ich wünsche Ihnen lustvollen, fantastischen Sex.